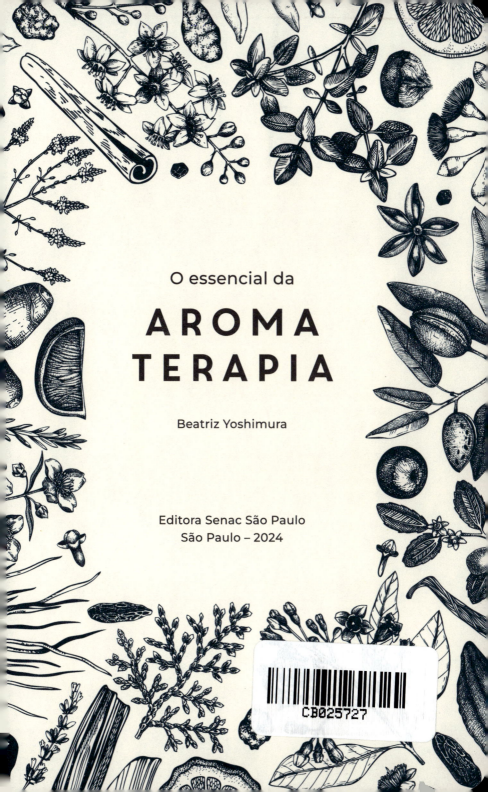

O essencial da

AROMA TERAPIA

Beatriz Yoshimura

Editora Senac São Paulo
São Paulo – 2024

ADMINISTRAÇÃO REGIONAL DO SENAC NO ESTADO DE SÃO PAULO
Presidente do Conselho Regional: Abram Szajman
Diretor do Departamento Regional: Luiz Francisco de A. Salgado
Superintendente Universitário e de Desenvolvimento: Luiz Carlos Dourado

EDITORA SENAC SÃO PAULO
Conselho Editorial: Luiz Francisco de A. Salgado
Luiz Carlos Dourado
Darcio Sayad Maia
Lucila Mara Sbrana Sciotti
Luís Américo Tousi Botelho

Gerente/Publisher: Luís Américo Tousi Botelho
Coordenação Editorial: Verônica Pirani de Oliveira
Prospecção: Andreza Fernandes dos Passos de Paula, Dolores Crisci Manzano,
Paloma Marques Santos
Administrativo: Marina P. Alves
Comercial: Aldair Novais Pereira
Comunicação e Eventos: Tania Mayumi Doyama Natal

Edição e Preparação de Texto: Camila Lins
Coordenação de Revisão de Texto: Marcelo Nardeli
Revisão de Texto: Caique Zen Osaka
Coordenação de Arte: Antonio Carlos de Angelis
Projeto Gráfico, Editoração Eletrônica e Capa: Manuela Ribeiro
Imagens de Capa, Pré-Textuais e Boxes: Adobe Stock
Imagens: p. 23, The Metropolitan Museum; p. 25, "Der Doctor Schnabel
von Rom", de Paul Fürst, British Museum/CC BY-NC-SA 4.0;
p. 40 e 350, Bruna Piazzi
Ilustrações: Jully Yuka Wismeck Kumagai e Guilherme Takashi Yano,
da Pio Agência Criativa
Impressão e Acabamento: Maistype

Proibida a reprodução sem autorização expressa.
Todos os direitos desta edição reservados à

EDITORA SENAC SÃO PAULO
Av. Engenheiro Eusébio Stevaux, 823 – Prédio Editora
Jurubatuba – CEP 04696-000 – São Paulo – SP
Tel. (11) 2187-4450
editora@sp.senac.br
https://www.editorasenacsp.com.br

© Editora Senac São Paulo, 2024

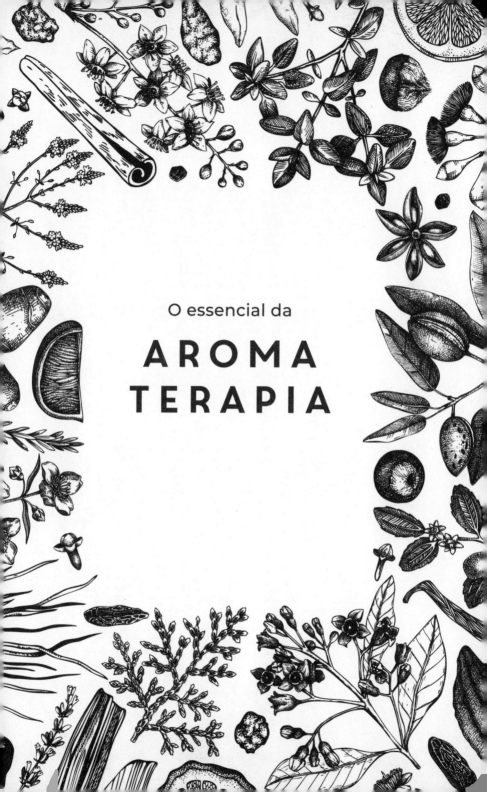

O essencial da

AROMA TERAPIA

Dados Internacionais de Catalogação na Publicação (CIP)
(Simone M. P. Vieira – CRB 8ª/4771)

Yoshimura, Beatriz
O essencial da aromaterapia / Beatriz Yoshimura. – São Paulo : Editora
Senac São Paulo, 2024.

Bibliografia.
ISBN 978-85-396-4364-6 (Impresso/2024)
e-ISBN 978-85-396-4363-9 (ePub/2024)
e-ISBN 978-85-396-4362-2 (PDF/2024)

1. Aromaterapia 2. Essências e óleos essenciais 3. Óleos vegetais
4. Bem-estar : Óleos essenciais – Uso terapêutico   I. Título.

24-2238s   CDD – 668.5
                                                                  615.3219
                                                       BISAC HEA029000

Índice para catálogo sistemático:
1. Aromacologia : Perfumes e cosméticos : Engenharia química   668.5
2. Óleos essenciais : Produção   668.5
3. Aromaterapia : Terapia alternativa   615.3219

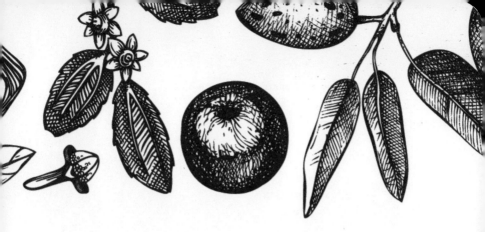

SUMÁRIO

Nota do editor 7
Prefácio, por Emilia Kiyohara 9
Primeiras palavras 13

1 Das plantas aos aromas e óleos 15
Antiguidade: Egito, Grécia e Roma 16
China 20
Índia 21
Oriente Médio 22
Europa 24

2 Aromacologia: a ciência por trás da aromaterapia 31

3 Conceitos básicos: aromaterapia, óleos essenciais e veículos carreadores 37
Aromaterapia 37
Óleos essenciais 55
Óleos vegetais e demais carreadores 85

4 A química dos aromas 91
Famílias e grupos químicos 92
Quimiotipos 111
Cromatografia e adulterações 114

5 Vias de administração dos óleos essenciais e formas de uso **121**
Via pele 123
Via olfato 127
Outras vias 138

6 Aplicação prática **141**
Formas de uso 141
Segurança 179
Duração e cuidados 196

7 A diferença entre óleos essenciais e essências **199**
Pureza 200
Preço 200
Notificação 201
Certificação 206
Embalagem 207
Fragrância 207

8 Fichas de óleos essenciais, óleos vegetais e hidrolatos **211**
Óleos essenciais 216
Óleos vegetais 301
Hidrolatos 319
Tabela de propriedades 333

Glossário **336**

Índices **339**
Óleos essenciais 339
Óleos vegetais 342
Hidrolatos 342

Referências **343**

Sobre a autora **351**

Agradecimentos **352**

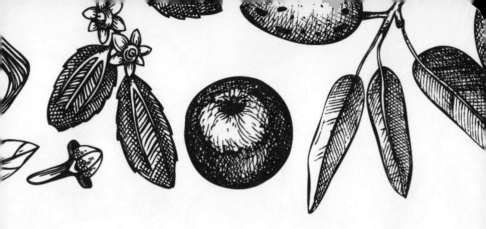

NOTA DO EDITOR

As plantas são uma fonte de conhecimento que atravessa séculos e civilizações. Seus óleos essenciais, especificamente, têm sido investigados em sua composição química e na forma como nos afetam física e mentalmente, e é nesse campo que se insere a aromaterapia.

Beatriz Yoshimura nos apresenta a este mundo, traçando um percurso histórico do uso dos aromas e descrevendo o surgimento da aromaterapia como a conhecemos hoje. Traz também uma seção em que são apresentados os principais óleos essenciais, vegetais e hidrolatos, seus usos, precauções, contraindicações, constituintes químicos, sinergias aromáticas, entre outras informações.

Como bem descreve a autora, este é um guia para o uso consciente e responsável dos óleos essenciais, que objetiva apoiar profissionais da área e leitores que buscam qualidade de vida e bem-estar.

É com satisfação que o Senac São Paulo publica esta obra, que amplia o referencial teórico da área e contribui para a formação de profissionais especializados.

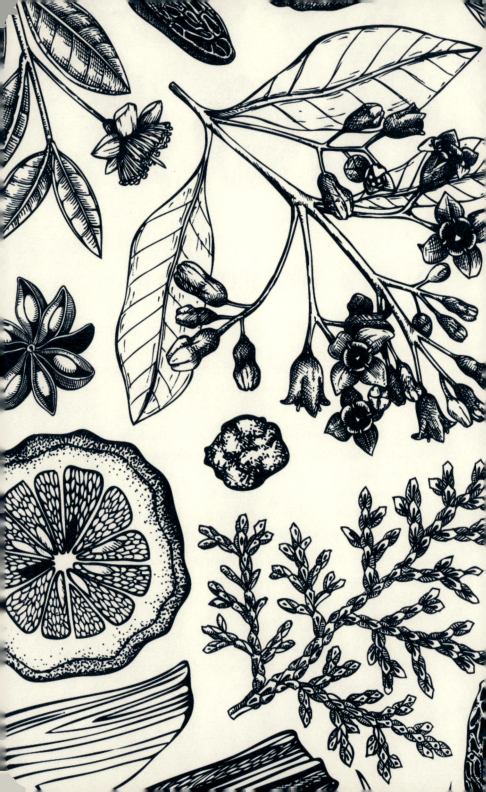

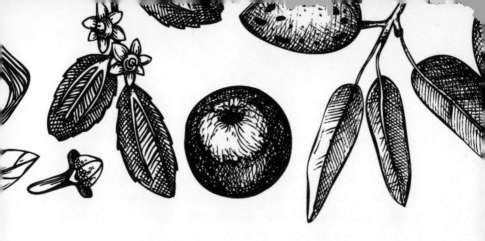

PREFÁCIO

Beatriz e eu nos conhecemos há mais de vinte anos, tendo como interesse comum a aromaterapia. De lá para cá, foram anos de parceria e mútuo crescimento, nos envolvendo em estudos e trâmites para tornar a aromaterapia mais viável para todos. Posso afirmar que Beatriz sempre foi e será uma pessoa comprometida com a qualidade dos óleos essenciais, como também com as informações sobre seu uso correto, posologia, métodos e aplicações, cuidados e contraindicações.

Posso afirmar também, satisfeitíssima, que vocês vão se encantar com o extraordinário trabalho de criação e doação de Beatriz neste livro encantador. Ela nos levará, como os aromas, com clareza e leveza, a descobrir as nuances dos primeiros conceitos da aromaterapia e os benefícios dos óleos essenciais, desde os usos ancestrais até os dias atuais, apresentando as diversas formas de utilização, suas características e propriedades e, ao mesmo tempo, as vulnerabilidades e consequências quando utilizados sem as recomendações necessárias.

Com linguagem fluida e direta, o livro manifesta a presença de Beatriz compartilhando a sua prática e não deixará dúvidas mesmo àqueles que se consideram leigos no assunto. As plantas exalam o seu aroma como doação do seu potencial, e o mundo necessita (em todos os aspectos) de pessoas comprometidas com o seu desabrochar, com a sua evolução. Isto é o que verdadeiramente Beatriz nos apresenta, com sua experiência e histórias bem selecionadas: um convite a todos para participar dessa jornada encantadora de explorar os tesouros escondidos da aromaterapia e utilizar os óleos essenciais para a promoção do bem-estar físico, mental, emocional e espiritual.

Que os ensinamentos aqui propostos se tornem ferramentas inestimáveis e transformadoras do potencial de crescimento pessoal que existe em cada um de nós!

Namastê!

EMILIA KIYOHARA
(PRESIDENTE DA AROMAFLORA)

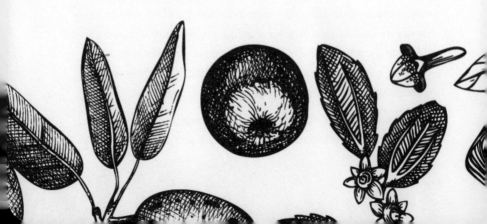

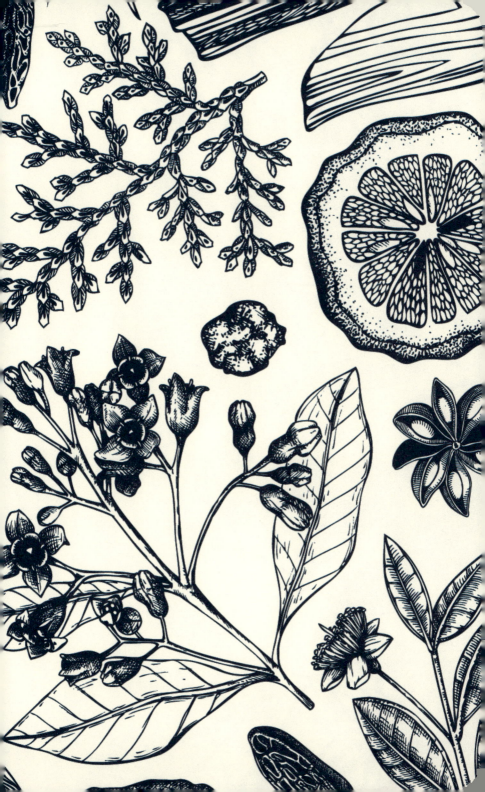

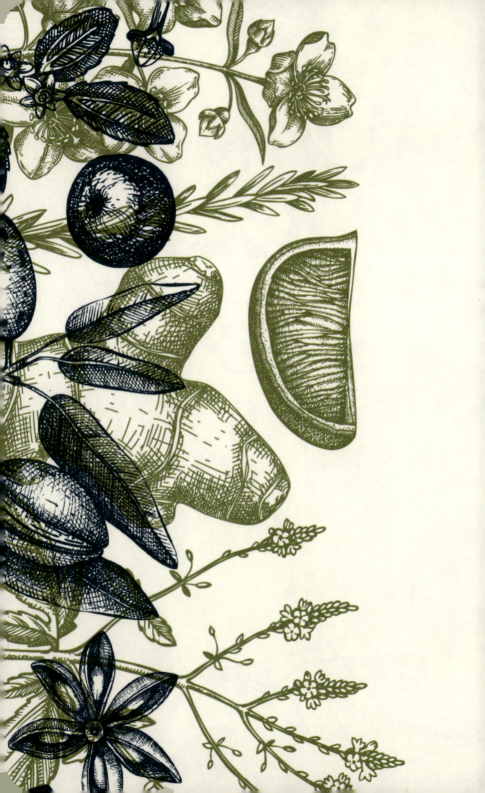

PRIMEIRAS PALAVRAS

O que veremos neste livro é uma compilação de tudo o que aprendi e venho ensinando para meus alunos e públicos diversos desde que, após uma mudança radical de carreira, passei de consultora financeira empresarial a aromaterapeuta.

Aqui discutiremos os conceitos básicos da aromaterapia, o uso ancestral de plantas curativas, a ciência dos aromas, a química dos óleos essenciais, seus usos, seu funcionamento no nosso organismo e sua diferenciação em relação àquilo que não é óleo essencial. Também apresentaremos as fichas dos óleos essenciais e vegetais e questões de segurança absolutamente pertinentes, sobretudo para quem está se iniciando nesta seara tão encantadora, e mostraremos como a aromaterapia é capaz de transformar muitas vidas, a começar pela nossa própria.

Meu desejo é que este livro sirva de guia para o uso consciente e responsável de óleos essenciais e vegetais e hidrolatos, para alcançar qualidade de vida e bem-estar não apenas físico, mas mental, jamais excluindo outras fontes de conhecimento. Com espírito crítico e sem receitinhas prontas e milagrosas (ressaltando que não há nenhuma intenção de substituir ou interromper tratamentos e acompanhamentos médicos em andamento), aqui abordaremos o tratamento preventivo, individualizado, integrativo, que possa alcançar todos que desejarem e precisarem.

BOA LEITURA E BONS ESTUDOS!

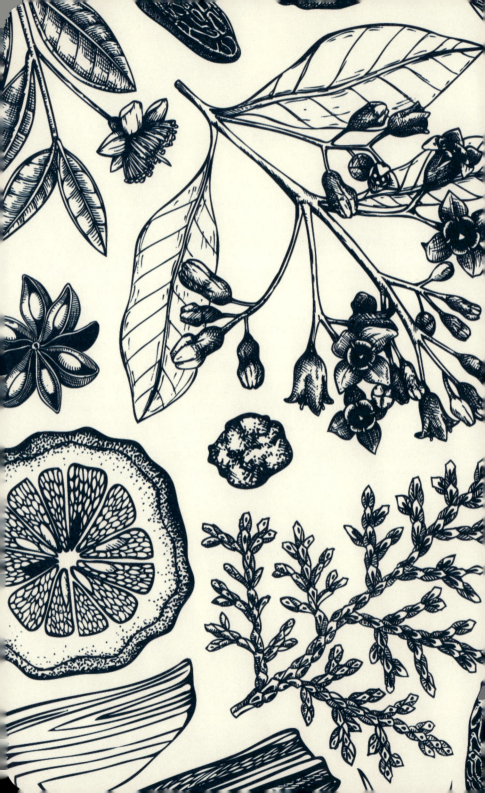

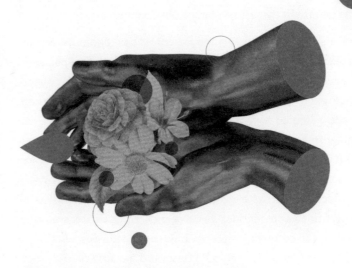

DAS PLANTAS AOS AROMAS E ÓLEOS

A aromaterapia como é praticada hoje, ou seja, usando óleos essenciais para a promoção da saúde, é relativamente recente. Ela data do século XX, quando René-Maurice Gattefossé cunhou o termo que deu nome ao primeiro livro sobre o tema no mundo: *aromathérapie*. Não que Gattefossé tenha sido o primeiro a fazer uso terapêutico desses óleos ou o primeiro a escrever sobre o assunto – isso já havia sido feito um milênio antes –, mas foi ele quem percebeu que a aplicação terapêutica dos óleos essenciais constituía uma disciplina em si. Entretanto, também podemos pensar que o uso das plantas faz parte da história da aromaterapia, e registros mostram que havia muitas formas de utilizá-las que são semelhantes às práticas que realizamos hoje com os óleos essenciais.

É curioso saber que tudo começou em rituais religiosos. Nessas ocasiões, era comum queimar plantas aromáticas, especiarias e resinas, tais como junípero, alecrim, pinho, absinto, olíbano, mirra, entre outras; e mesmo que isso fosse feito para criar um estado psíquico específico, propiciava, ao mesmo tempo, um ambiente saudável, evitando e eliminando doenças patogênicas (Gattefossé, 1993). Também se tem registro de tentativas de extração de óleos essenciais por processos semelhantes à destilação por arraste a vapor, bem como de inúmeros frascos de perfumes e cosméticos de cerca de 5 mil anos atrás, embora a destilação como conhecemos hoje tenha sido descoberta por Avicena somente no século X (Tisserand, R., 2017).

ANTIGUIDADE: EGITO, GRÉCIA E ROMA

Mesmo que plantas aromáticas fossem valorizadas como perfumes e incensos na Antiguidade, era sabido que tinham também propriedades curativas para o corpo e a mente. No Egito Antigo, óleos e unguentos aromáticos eram utilizados por médicos e em massagens, assim como a fumigação e a inalação (Manniche, 1999). Esses usos eram registrados em papiros com receitas para todo tipo de doença, sempre com plantas, e não com óleos essenciais, e, como ainda se faz hoje, com finalidades místicas e mágicas além de medicinais.

Incensos eram usados para fazer oferendas que chegassem aos céus, aos deuses. A resina de olíbano era associada ao deus Sol, e a de mirra, à deusa Lua; o olíbano também era usado em cosméticos, e a mirra, além do cedro, no embalsamamento de múmias

– o ritual de mumificação utilizava óleos aromáticos com a finalidade de preservar os corpos e honrar os mortos, e nas cavidades corporais, além de mirra e cássia, usava-se bastante óleo de cedro, que também era usado para afastar insetos de papiros. Hoje esses óleos essenciais ainda são bastante valorizados como regeneradores celulares e antissépticos. À época, os incensos eram destinados apenas à nobreza e aos sacerdotes, assim como os perfumes (palavra que vem do latim *per fumum*, ou seja, através da fumaça). O óleo de moringa, um óleo vegetal usado como base para perfume, foi distribuído à população em épocas de prosperidade em Tebas (Manniche, 1999).

Kyphi, o perfume egípcio

Um dos perfumes mais antigos, talvez o mais conhecido e único sobrevivente da Antiguidade, é o kyphi, cuja versão do latim, transcrita do grego, vem da palavra egípcia *kapet*, que designava qualquer substância usada em fumigação. "Kyphi" acabou se tornando uma espécie de marca de perfume famosa, tanto no Egito quanto na Grécia Antiga. Ele era usado basicamente como incenso e como unguento para tratar problemas de saúde. Há várias receitas de kyphi documentadas que citam os seguintes ingredientes, com variações de um ou outro: uva-passa, vinho, mel, junípero, nardo, açafrão, cardamomo, mirra, olíbano, canela, mástique, menta, entre outros. No livro *Sacred luxuries: fragrance, aromatherapy & cosmetics in Ancient Egypt*, de Lise Manniche (1999), há todo um capítulo dedicado ao kyphi.

Massagens e banhos aromáticos eram práticas apreciadas pelos egípcios, com a finalidade de relaxar, perfumar e cuidar da pele; além do cedro, também se usava óleo de lírios, hena e canela (Tisserand, R., 2017). Outras plantas aromáticas usadas à época eram ládano, gálbano, âmbar, bálsamo de gileade, sândalo e opopânax (Lis-Balchin, 2006). E, já que estamos falando do Egito Antigo, não podemos deixar de citar Cleópatra – se hoje são contestadas muitas histórias a seu respeito, é certo que ela apreciava aromas para se perfumar, a ponto de gastar quantias enormes em unguentos apenas para as mãos ou em leite de burra para se banhar e cuidar da pele (Manniche, 1999).

Embora o Egito Antigo tenha ficado muito conhecido pelo uso de plantas aromáticas em rituais e na perfumaria, foi na Grécia e em Roma que seu uso terapêutico e cosmético se expandiu. Na Grécia, médicos como Hipócrates, Marestheus, Dioscórides e Asclepíades intensificaram o uso de mirra (como soporífero e em cuidados bucais); cipreste (como adstringente e anti-hemorrágico); rosa e jacinto (como revigorantes); lírio e narciso (como soporífero); manjerona (como relaxante); junípero (como diurético); cardamomo, violetas e costus (como afrodisíacos), entre outros, na forma de pomadas, emplastros, massagens e banhos. Hipócrates, hoje conhecido como pai da medicina, fazia um uso holístico das plantas, evitando técnicas convencionais da época, e tanto ele quanto Asclepíades (este ainda mais) tinham a massagem como uma das principais técnicas, além do uso de música e perfumes (Tisserand, R., 2017). Outras ervas mencionadas por Hipócrates em suas práticas eram o anis, a alcaravia, o coentro, o cominho, o funcho e o tomilho.

Megaleion

Se o Egito teve o kyphi como perfume, a Grécia teve o megaleion, criado por Megallus, contendo resinas, óleo de balanos, cássia, canela e mirra. O filósofo Teofrasto citava este perfume como sendo bom para tratar ferimentos. Além do megaleion, havia também outros perfumes, contendo rosas, manjerona, sálvia, flor de lótus e gálbano. E, tanto para perfumes quanto para medicamentos de uso externo e interno, usava-se manjericão, aipo, camomila, cominho, endro, feno-grego, abeto, hena, íris, junípero, lírio, lótus, mandrágora, manjerona, murta, pinho, arruda, rosa e sálvia (Lis-Balchin, 2006).

De Roma, os feitos de Galeno e sua medicina herbal dominaram a Europa até a Idade Média, e ele ficou conhecido por ter formulado o *cold cream*, até hoje usado na cosmética (Watson, 1995). Famosos por seus rituais sexuais e pelo gosto por banhos e massagens, os romanos, das hetairas aos imperadores, também usavam as plantas aromáticas para se perfumar, amenizar ressacas e até preveni-las, adicionando mirra, violetas e rosas, conhecidas por seus efeitos hepáticos, a vinhos, pratos e orgias (Tisserand, R., 2017). Nessa época também se utilizava uma espécie de junípero como contraceptivo e banho de assento para as mulheres.

Como se pode notar, a medicina na Antiguidade era muito mais holística, e os grandes filósofos e médicos desse tempo, como Hipócrates, que uniam técnicas diversas, com aromas para o corpo e a mente, podem nos servir de inspiração (Tisserand, R., 2017).

CHINA

Os chineses possuem um extenso registro do uso de plantas aromáticas, tanto para fins medicinais quanto para reverenciar deuses e antepassados. Shen Nung, hoje considerado o pai da medicina tradicional chinesa, realizou estudos que resultaram em um livro com informações de mais de 365 plantas. Alguns exemplos de plantas que eram usadas em massagens por essa civilização são o cálamo, a artemísia e o ginseng.

Assim como no Japão, na China se dava grande importância ao uso de ervas para higiene e beleza. Para banhos e massagens, apreciava-se muito o jasmim, que, com canela e gengibre, poderia também restaurar a saúde em enfermos (Wilson, 2002). Um fato curioso a respeito da China Antiga é que uma única palavra, *heang*, designava ao mesmo tempo perfume, incenso, remédio, pimenta... tudo que fosse à base de plantas, com os mais diversos fins: para acalmar, para acender a luxúria, para a beleza ou a saúde ou para a meditação. Dizia-se: "todo perfume é um remédio" (Fioravanti, 2015) – obviamente porque à época não havia perfumes sintéticos.

Uma planta muito utilizada pelos chineses em perfumaria, na medicina e até em construções era a cânfora (Battaglia, 2004), uma árvore da qual hoje se extraem vários óleos essenciais, de diferentes partes da planta, dependendo da região em que é cultivada, a saber: o óleo de ho wood (madeira), ho leaf (folha de ho), de shiu (mistura da madeira e da folha), de ravintsara (folha – não confundir com o ravensara) e de cânfora branca (madeira). As cânforas amarela, marrom e azul não são comercializáveis em razão de seus constituintes tóxicos (Tisserand Institute, 2017).

ÍNDIA

Mais antiga que a medicina chinesa é a medicina aiurvédica, ou a aiurveda, originada na Índia, com registros de mais de 3 mil anos e ainda hoje praticada em diversos países. Em sua origem não era muito comum o uso de óleos essenciais, sendo uma tradição o uso de plantas infusas em óleos para massagens e tratamentos de desintoxicação de diversos tipos, a exemplo da abhyanga (Tisserand, R., 2017), uma oleação relaxante e nutritiva no corpo inteiro.

Os registros indicam o uso de plantas aromáticas como gengibre, coentro, mirra, sândalo e rosa em tratamentos de saúde (Wilson, 2002) e de patchuli, jasmim, sândalo, âmbar, nardo e musgo no tantra (Fioravanti, 2015). Dessas plantas, uma que sempre foi muito utilizada e reverenciada em práticas religiosas, na perfumaria, em cuidados de beleza e no amor é o sândalo, que hoje tem extração restrita, pois já foi explorado em grandes quantidades e é retirado do tronco das árvores, o que exige sua derrubada. Atualmente, o sândalo é cultivado de forma extensiva na Austrália visando suprir a demanda mundial (O futuro..., 2021).

É difícil falar da Índia sem pensar em uma extensa lista de plantas aromáticas. Battaglia (2004) descreve um ritual de banho e massagem ao governante, com óleo de gergelim (muito usado na aiurveda) e jasmim, coentro, cardamomo, manjericão, costus, pândano, madeira de ágar, pinho, açafrão, champaca e cravo. Também tem origem indiana o vetiver, hoje muito utilizado para acalmar mentes agitadas. O manjericão do tipo tulsi, ou manjericão-sagrado, era considerado uma erva sagrada para as divindades indianas Krishna (Battaglia, 2004) e Vishnu (Why are..., 2020).

ORIENTE MÉDIO

Com a queda do Império Romano e a expansão do cristianismo, no início do século IV muitos médicos fugiram de Roma para Constantinopla levando seus livros de Galeno, Hipócrates e Dioscórides. Esses livros acabaram sendo traduzidos para o persa, o árabe e outras línguas no fim do Império Bizantino, e assim os conhecimentos presentes nesses escritos chegaram ao mundo árabe. Nesse momento, a Europa entrava na Idade Média e os filósofos se dedicavam às ciências ocultas, mais especificamente à alquimia (Lawless, 1995). Os alquimistas foram responsáveis por reintroduzir o uso de plantas aromáticas na medicina e na perfumaria e por aperfeiçoar técnicas já existentes (Lavabre, 1995).

Entre os séculos VII e XIII, emergiram entre os árabes muitos grandes nomes da ciência. Um deles foi o médico e filósofo Avicena, que inventou a serpentina refrigerada por volta de 1.000 d. C. Esse recurso representou um enorme avanço, pois possibilitava a separação entre a água e o óleo essencial após o vapor de água passar pela matéria vegetal nos destiladores. Já a descoberta da destilação a vapor é controversa, pois no Museu de Taxila, no Paquistão, há o que possivelmente seria um destilador de óleos essenciais feito de terracota, perfeitamente preservado, datado de 3.000 a. C. (Watson, 1995).

Avicena escreveu cerca de cem livros em vida, um deles exclusivamente sobre a flor mais estimada pelo Islã, a rosa (Lawless, 1995). Pensar que o primeiro óleo essencial destilado da história foi o de rosas é intrigante, pois seu rendimento na destilação é ínfimo – são necessárias cerca de 6 mil rosas para produzir apenas 30 mL de óleo essencial! Com a destilação a vapor, também se conseguiu extrair a verdadeira água de rosas, ou hidrolato de rosas.

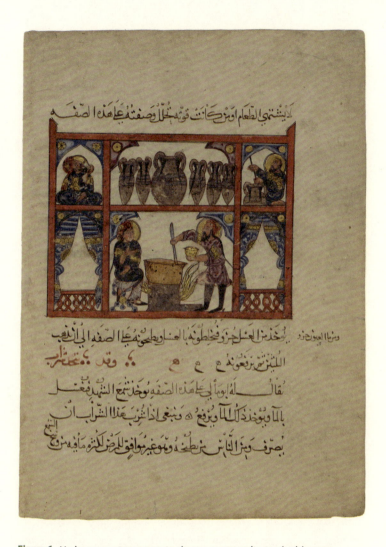

Figura 1. Na imagem, temos parte de um manuscrito traduzido para o árabe do livro *De materia medica*, de Dioscórides, uma espécie de enciclopédia de ervas e dos medicamentos que se pode obter a partir delas. "Preparando um remédio do mel" descreve como fazer um remédio a partir do mel e da água prescrito para curar fraqueza e perda de apetite.

A alquimia se relacionava a uma busca espiritual, e a destilação era realizada para purificar e concentrar as forças espirituais. Acreditava-se que tudo na natureza era constituído de um corpo físico, uma alma e um espírito e, seguindo o princípio *solve et coagula*, a destilação tinha o propósito de dissolver o corpo físico e condensar a alma e o espírito, extraindo sua quintessência, com todo o seu poder curativo. Assim, o destilado das plantas – os óleos essenciais – era usado como um remédio poderoso, sobretudo em uma época em que doenças epidêmicas eram comuns (Lavabre, 1995).

EUROPA

Foi por meio das Cruzadas que a aromaterapia foi reintroduzida na Europa, com a água de rosas e outros óleos essenciais, tornando-se muito popular o chamado perfume das arábias. Quando as resinas de árvores do Oriente começaram a escassear, os europeus passaram a destilar plantas nativas, como alecrim, sálvia e lavanda – no século XVI, a água de lavanda e os óleos essenciais podiam ser comprados em qualquer farmácia.

No século XVII, as ervas aromáticas, combinadas com o fogo, também eram usadas para combater e prevenir a peste negra – fogueiras com junípero, alecrim e olíbano eram comuns. *Pomanders* aromáticos também eram usados pelas pessoas para sair às ruas, e artefatos como "caixas de perfumes" ou máscaras com uma espécie de bico de pássaro contendo em seu interior ervas e pimentas eram uma forma de médicos se protegerem ao visitar enfermos (Lis-Balchin, 2006) – acreditava-se que os perfumistas viviam mais, e isso era atribuído aos perfumes com óleos essenciais.

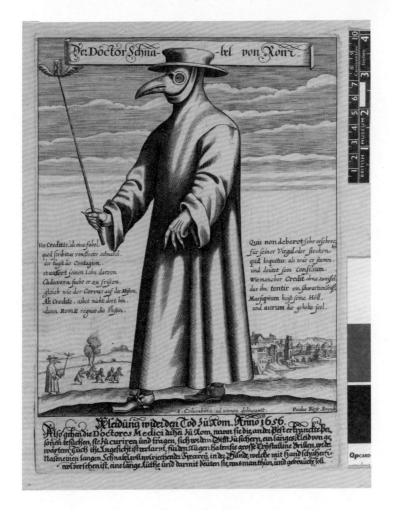

Figura 2. Na época da peste negra, os médicos costumavam vestir uma máscara que continha ervas e pimentas para se proteger da doença.

Nessa época, tornou-se comum o uso de óleos essenciais como medicamentos por herbalistas e médicos, a exemplo de John Pechey, que escreveu sobre os benefícios do óleo de cravo contra dor de dente e infecções (Tisserand, R., 2017), e de Nicholas Culpeper.

Este último foi um apotecário conhecido (a palavra "apotecário" denotava tanto a "casa de perfumes" como uma espécie de farmacêutico). Culpeper combinava a cura pelas ervas com astrologia e criou associações entre plantas e astros. Por exemplo: o alecrim estava ligado ao Sol; a lavanda, a Mercúrio; a hortelã-verde, a Vênus. Como se considerava que os hidrolatos eram muito fracos e os óleos essenciais muito fortes e de natureza quente, ele criou a técnica de diluição dos óleos essenciais: poucas gotas deveriam ser diluídas em alguma outra preparação medicinal. Culpeper usou e documentou o uso de absinto, hissopo, manjerona, menta, orégano, poejo, alecrim, arruda, sálvia, tomilho, camomila, lavanda, laranja e limão. Dentre suas realizações, criou pomadas à base de banha de porco e ervas, um vinho aromático com absinto e alecrim e uma receita à base de alcaravia contra a peste, venenos, melancolia, icterícia, hidropisia, gases, obstrução no fígado, baço e rins, asma, resfriado, dores de cabeça, enxaqueca e questões nervosas, bastando tomar de 6 a 10 gotas diluídas em qualquer licor ou aplicá-las na pele diluídas em óleo de amêndoas (Lis-Balchin, 2006).

Após a expansão do uso de óleos essenciais durante o Renascimento, com a produção de elixires, bálsamos, pomadas, águas perfumadas, óleos corporais e unguentos à base de diversos óleos essenciais que hoje importamos da Europa, tivemos uma revolução científica no início do século XIX. Essa revolução acabou possibilitando a identificação dos componentes químicos isolados dos óleos essenciais e sua designação como conhecemos hoje.

Ironicamente, esse avanço foi o que tornou possível a produção do que chamamos de isolados sintéticos (geraniol, cineol, limoneno, etc.) e o desenvolvimento da indústria química moderna, e isso resultou em certa descredibilização da medicina herbal e dos remédios aromáticos existentes até então. Assim, o uso de óleos essenciais acabou ficando restrito a perfumes, cosméticos e alimentos (Lawless, 1995).

Essas descobertas, ao lado da descoberta da penicilina e da aspirina, contribuíram para colocar em um lugar considerado menor o holismo e o poder curativo das plantas, ainda que antibióticos, por exemplo, além de trazerem efeitos colaterais, possam perder sua eficácia com o tempo – pois os microrganismos se adaptam a eles (Lavabre, 1995). Já um óleo essencial e suas dezenas ou centenas de constituintes químicos dificilmente têm seus efeitos anulados por um agente externo, como comprovou o médico australiano Cuthbert Hall em 1904, demonstrando que o óleo essencial de eucalipto era mais antisséptico do que seu principal constituinte isolado, o cineol, ou eucaliptol (Lawless, 1995).

Embora considerado não confiável por grande parte dos médicos, o uso terapêutico dos óleos essenciais resistia. Quando se percebeu que trabalhadores que lidavam com flores e ervas no sul da França não apresentavam problemas respiratórios em uma época em que a tuberculose era muito comum, iniciaram-se os estudos laboratoriais das ações antibacterianas e antifúngicas dos óleos essenciais (Tisserand, R., 2017).

Foi René-Maurice Gattefossé, químico perfumista francês que usou óleo de lavanda em uma queimadura na mão após um grave acidente em seu laboratório, que empregou pela primeira vez a palavra "aromaterapia", em 1928 (L'histoire inédite..., 2020). Gattefossé também usou óleos essenciais para tratar soldados durante a Primeira Guerra Mundial (um spray chamado Salvol) e posteriormente escreveu, com a colaboração de outros médicos, sobre os poderes curativos desses óleos. Seu livro *Aromaterapia* descreve como os óleos essenciais agem terapeuticamente e em tratamentos em ambiente hospitalar. Gattefossé escreveu ainda sobre cosmética e estética dermatológica com seu filho e sobre perfumaria.

Outro médico francês, Jean Valnet, usou os óleos essenciais em tratamentos na Segunda Guerra Mundial após descobrir suas propriedades regeneradoras e antissépticas. Valnet também deixou diversas publicações sobre aromaterapia, entre elas o livro *Aromaterapia: tratamento de enfermidades pela essência das plantas*, de 1964, e ensinou a outros médicos os benefícios estudados, tornando a prática mais bem aceita pela classe médica na França (Harrisson, 2008). Em seu trabalho, Valnet tentava mostrar que não precisava haver um abismo entre a abordagem tradicional e natural e a abordagem moderna analítica da cura.

Dentre os que levaram adiante o legado de Jean Valnet está Marguerite Maury, uma bioquímica e enfermeira que aplicou seu aprendizado em tratamentos de beleza, massagens e no que chamamos hoje de sinergia personalizada, um complexo aromático adaptado ao temperamento da pessoa e a problemas de saúde particulares. Marguerite recebeu dois prêmios internacionais pelo seu trabalho com óleos essenciais e cosmetologia focando o rejuvenescimento, tema que documentou em seu livro *Alquimia dos aromas para a juventude* (Lawless, 1995). Ela tinha a convicção de que, usando os óleos essenciais corretos e de maneira a levar o indivíduo a seu equilíbrio, os aromas das plantas poderiam retardar o processo de envelhecimento (Lis--Balchin, 2006) – algo com que concordo plenamente. Também iniciou na França o uso dos óleos em massagens – que preferia à ingestão destes, comumente recomendada por médicos franceses da época (Tisserand, R., 2017) – e passou a usar óleos vegetais para diluí-los, algo até então incomum. Podemos dizer que ela foi a mãe da aromaterapia holística.

Valnet e Maury

Vale a pena fazer uma diferenciação entre as duas perspectivas criadas por esses dois renomados aromaterapeutas. A Jean Valnet é atribuído o desenvolvimento da escola francesa de aromaterapia, baseada na abordagem farmacêutica da medicina alopática ocidental, tratando a doença a partir de uma reação antagonista. Trata-se de uma abordagem fundamentada na química e na farmacologia dos óleos essenciais, que se expandiu para a Alemanha e a Suíça, empregando altas dosagens e fazendo uso interno dos óleos. Já a Marguerite Maury atribui-se o desenvolvimento da escola inglesa, com aplicação tópica dos óleos essenciais, principalmente por meio de massagens, evitando as altas dosagens, o uso sem diluição e o uso via oral. É uma abordagem mais sutil energeticamente, que ganhou muita popularidade nos países de língua inglesa.

Compreendida essa distinção, o importante é colher o melhor das duas escolas, além das demais medicinas tradicionais, como a aiurvédica, a chinesa, a antroposófica, entre outras, cada uma com seu estilo único, sempre com responsabilidade (Harrisson, 2008).

Para encerrar este capítulo, podemos listar mais alguns dos profissionais que contribuíram enormemente para a aromaterapia como é praticada hoje: Robert Tisserand, autor de *A arte da aromaterapia, Aromaterapia para todos* e *Essential oil safety*, considerado o maior expoente dessa terapêutica na atualidade, especialmente em relação à segurança; Pierre Franchomme, com seu diagrama que mede a frequência e a polaridade eletromagnética das moléculas aromáticas; Daniel Pénoël, referência na aromaterapia medicinal na França; Paul Belaiche, que criou o aromatograma, um teste que permite verificar a efetividade dos óleos essenciais contra microrganismos específicos; Kurt Schnaubelt, que enfatiza tanto a importância científica e molecular dos óleos essenciais quanto sua natureza holística; Jane Buckle, que defende o uso de óleos essenciais na enfermagem e medicina, conquistando espaços em hospitais convencionais (Harrisson, 2008); e Joy Boyles, que, além de química e cientista, vem contribuindo para o aprendizado da química dos óleos essenciais na comunidade aromaterapêutica, tendo obtido o título de PhD com um estudo do efeito dos óleos essenciais nas funções cognitivas de pessoas com demência.

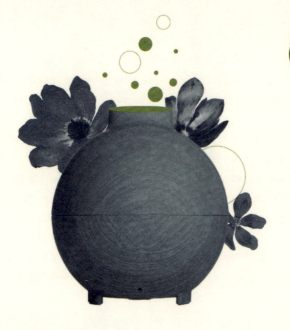

AROMACOLOGIA: A CIÊNCIA POR TRÁS DA AROMATERAPIA

Como vimos, a palavra "aromaterapia" foi cunhada por René-Maurice Gattefossé no início do século XX, focando nos benefícios para nossa saúde. Em 1923, um novo ramo da aromaterapia se desenvolveu com Giovanni Gatti e Renato Cajola: a psicoaromaterapia. Eles apresentaram estudos com óleos essenciais para ansiedade e depressão, identificando as propriedades sedativas e estimulantes desses óleos e diferenciando seus efeitos pelo tempo de exposição – se curto e leve ou longo e repetido.

Em 1973, Paolo Rovesti, da Universidade de Milão, notou que, além dos efeitos sobre a mente e as emoções, os óleos essenciais, quando combinados, produziam aromas bem mais agradáveis do que quando separados, e reforçou a abordagem holística de prescrição individual de Marguerite Maury (Rhind, 2013). Maury afirmava que "são de grande interesse os efeitos das fragrâncias no estado psicológico e mental do indivíduo [...] Pode-se dizer que questões emocionais que obscurecem nossa percepção podem ser praticamente eliminadas" (Maury, 1995, p. 82-83). A psicoaromaterapia, portanto, pode ser uma ferramenta de extrema valia, contribuindo para o equilíbrio do corpo físico, muitas vezes afligido pelos males da psique.

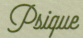
Psique

Antes de seguirmos adiante, voltaremos um pouco no tempo para entender a psique, palavra de origem grega que significa alma, espírito, ego – a persona. Para o filósofo grego Aristóteles, havia três psiques: a alma vegetal, a animal e a racional. Já Galeno propunha que temos três espíritos, ou pneuma. Mais tarde, Freud elaborou os conceitos de id, ego e superego: o id corresponderia aos instintos e impulsos inconscientes; o ego, ao lado consciente que lida com a realidade; e o superego, à consciência que nos dá senso de moralidade e ética, além do discernimento de certo e errado – é o que nos leva a nos comportar da forma como nos comportamos. Jung, por sua vez, acreditava que a psique era algo mais abrangente, compreendendo todos os aspectos do ser, sendo a alma parte da personalidade e assumindo um caráter menos espiritual. Ele também introduziu os termos anima e animus, distinguindo os aspectos da personalidade em feminino e masculino, tanto para homens quanto para mulheres. Já no Oriente, tanto na medicina chinesa quanto na aiurvédica, há uma relação entre energia e psique.

Na medicina chinesa, há a teoria dos cinco elementos – fogo, terra, metal, água e madeira –, com cinco fases da energia do tao (yin e yang), e eles estão associados a cinco aspectos da psique – a mente, o intelecto, a alma corporal, o desejo e a alma etérea, respectivamente. Já na medicina aiurvédica, o espírito, ou alma, encontra-se numa jornada de iluminação a fim de alcançar uma consciência pura.

A psique, então, abrange muito mais do que apenas a mente, as emoções e o lado espiritual; e, dependendo da forma como usamos os aromas dos óleos essenciais, podemos alcançar todos esses níveis.

Em 1982, Annette Green, a diretora-executiva da The Fragrance Foundation, hoje Sense of Smell Institute, criou outro termo, "aromacologia", um conceito baseado em dados sistemáticos e científicos coletados sob condições controladas. A aromacologia é uma ciência dedicada ao estudo da inter-relação entre psicologia e tecnologia das fragrâncias para, através de odores, estimular áreas específicas do cérebro, especialmente o sistema límbico, provocando uma variedade de sensações e emoções, como relaxamento, alegria, sensualidade, felicidade e bem-estar (Lis-Balchin, 2006).

Neste ponto, cabe diferenciar psicoaromaterapia de aromacologia. A primeira visa à melhoria de estados alterados da psique, como ansiedade, depressão, estresse, etc., como parte de nossa saúde geral. Um interessante estudo conduzido em 2008 por Weber e Heuberger em um jardim aromático em Viena mostrou que o aroma agradável das flores aumentava estados de calma e alerta e melhorava o humor, demonstrando a importância do mundo natural para o bem-estar humano (Rhind, 2013). A aromacologia, por sua vez, se debruça sobre os efeitos temporários de fragrâncias naturais e sintéticas sobre a psique, sem focar em seu potencial terapêutico (Rhind, 2013).

Não é novidade que os aromas têm o poder de causar reações emocionais imediatas nos humanos, de forma consciente ou inconsciente, agradáveis ou não. Um artigo de Čarnogurský, Diačiková e Madzík (2020), três pesquisadores eslovacos, demonstra os níveis de percepção quando um aroma é sentido, passando pelas memórias e pela intensidade do aroma. O curioso é que, dependendo da intensidade, quando certo limite é excedido, uma percepção que é positiva pode se tornar negativa. O estudo finaliza com a identificação do aroma e sua origem, discutindo como ele afeta as emoções e impacta também, quase que necessariamente, o comportamento (Čarnogurský; Diačiková; Madzík, 2020).

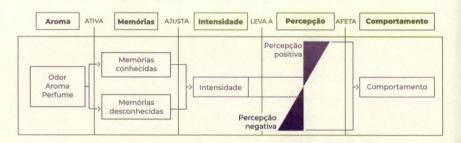

Figura 1. Propósito e progresso da percepção do aroma.
Fonte: adaptado de Čarnogurský, Diačiková e Madzík (2020).

A aromacologia é baseada exclusivamente em pesquisas científicas que examinam os efeitos psicológicos mais instantâneos dos aromas, com propósitos mais comerciais e de marketing. Podemos até considerar que a aromacologia é um marketing olfativo com um viés mais científico, pois utiliza conhecimentos da neurociência para provocar determinadas sensações. Em propaganda, é uma tendência usar como recursos de marketing o paladar, o toque e especialmente o olfato (esse sentido tão negligenciado), que podem motivar o consumidor, melhorar seu humor, despertar boas lembranças e até provocar mudanças comportamentais (Čarnogurský; Diačiková; Madzík, 2020), enquanto outras formas de publicidade geram sobrecarga visual e de informações, induzindo um fenômeno chamado cegueira perceptiva (Bercík *et al.*, 2021).

Em nossos estudos, vamos deixar a aromacologia com fragrâncias sintéticas de lado e nos ater aos benefícios que os óleos essenciais proporcionam em ambientes coletivos: por exemplo, uma loja, que pode ter um aroma personalizado para tornar a experiência de compra mais agradável e fazer esse bem-estar reverberar além do estabelecimento; a sala de espera de um consultório médico ou, especialmente, de um consultório de dentista, onde os pacientes tendem a se sentir mais aflitos; o escritório de uma empresa, ajudando a reduzir conflitos, a melhorar o foco e a concentração dos colaboradores e a evitar infecções respiratórias; ou mesmo o ambiente familiar, tornando, por exemplo, a casa mais tranquila depois de um dia de trabalho.

O termo "aromacologia" tem sido usado por empresas de aromaterapia também para associar os benefícios da psicoaromaterapia aos óleos essenciais; neste caso, portanto, as duas palavras ("psicoaromaterapia" e "aromacologia") são empregadas quase como sinônimos, algo que não é necessariamente um problema e pode ser até positivo, pois evita conflitos com a classe médica e da psicologia, uma vez que essa abordagem se aproximaria mais do marketing olfativo do que de fato do estudo dos efeitos psicoativos das substâncias.

Um ponto de atenção em relação à aromacologia é que muitas vezes ela recai exageradamente em seu propósito de aumentar as vendas, o consumo e a produtividade das empresas, e para isso submete o consumidor ou colaborador a estímulos subliminares, isto é, eles recebem estímulos sem que estejam necessariamente conscientes disso. Isso também acontece na área da perfumaria e cosmética. O uso exacerbado de fragrâncias sintéticas e especialmente de alto valor agregado opõe-se aos objetivos da aromaterapia, e por isso é tão comum que grande parte dos aromaterapeutas e usuários de óleos essenciais, percebendo seus benefícios para a saúde em geral, passem a consumir apenas perfumes, cosméticos e produtos de toalete feitos com matérias-primas naturais. Sim, há ótimos perfumes sintéticos para uso ocasional, mas no dia a dia nada como um spray aromático com uma sinergia – você sabe tudo que está contido ali e ainda pode ter um para cada tipo de sensação desejada. Além de agirem sobre a ansiedade, a depressão e o estresse, há muitos outros benefícios desses aromas naturais: podemos almejar melhorar a autoestima com ylang-ylang, aumentar o foco e a concentração com limão-siciliano, acender o apetite sexual com cardamomo, fortalecer a segurança com cedro-do-atlas, clarear a mente com manjericão, desintoxicar pensamentos e emoções com junípero, trabalhar o feminino com pimenta-rosa e a espiritualidade com breu-branco, entre inúmeras outras possibilidades. A aromaterapia é, além de tudo, uma técnica prazerosa, e basta escolhermos os óleos essenciais adequados e eles nos ajudarão no caminho para uma vida mais leve e com menos afecções físicas e psicológicas.

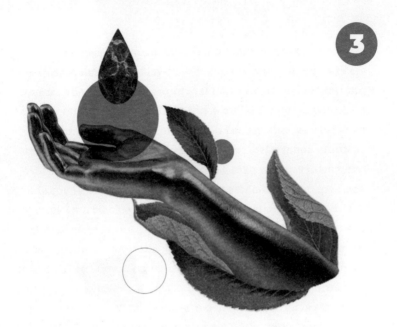

CONCEITOS BÁSICOS: AROMATERAPIA, ÓLEOS ESSENCIAIS E VEÍCULOS CARREADORES

AROMATERAPIA

A aromaterapia pode ser definida como a arte e a ciência de proporcionar bem-estar físico, mental e emocional por meio dos óleos essenciais. Podemos entender arte como algo que proporcione prazer aos nossos sentidos: uma bela ópera que emociona nossos ouvidos; uma escultura que presenteia a nossa visão ou o nosso tato (quando é possível tocá-la); um prato feito por um chef aclamado, que nos impressiona primeiro com os olhos, depois com o olfato e, por fim, com o paladar; ou mesmo os perfumes, valorizados desde tempos remotos – até hoje se costuma pagar caro por eles, e as próprias casas de perfume guerreiam entre si para ver quem lança os mais bem elaborados, com os ingredientes mais raros e caros, como a baunilha e o néroli. Por outro lado, podemos falar em ciência uma vez que, desde Gattefossé, Gatti, Cajola, Rovesti e outros estudiosos, os óleos essenciais têm sido investigados em sua composição química e na forma como afetam o nosso corpo físico, mental e emocional. Como veremos no próximo capítulo, as propriedades específicas de um óleo essencial são definidas de acordo com o grupo químico ao qual ele pertence.

Vale ressaltar que a aromaterapia é uma ciência que vem se desenvolvendo muitas vezes por extrapolação, como afirmam Robert Tisserand e Robert Young em seu *Essential oil safety*, o livro mais completo sobre segurança dos óleos essenciais. Extrapolação nesse caso significa que muitas propriedades dos óleos essenciais são definidas após estudos realizados apenas *in vitro* ou em cobaias, ou mesmo pela ação de um constituinte isolado, e não necessariamente pelo conjunto da obra, a composição completa dos óleos essenciais. Aqui no Brasil, Mayra Corrêa e Castro comenta essa prática, alertando para a importância de sabermos diferenciar a "ciência" propagada para gerar vendas e trazer engajamento e a "boa ciência" (Sci washing…, 2023). Na ótima série documental *A indústria da cura*, no episódio "Óleos essenciais", a australiana Joy Boyles pondera que os estudos realizados em humanos ainda são escassos, a exemplo de uma pequisa que discute se o óleo essencial de lavanda tem o mesmo potencial ansiolítico que o medicamento lorazepam.

De qualquer forma, são crescentes as publicações de estudos com óleos essenciais e suas propriedades bactericidas, fungicidas, anti-inflamatórias, antivirais, entre outras, em plataformas de divulgação científica como PubMed, SciELO e Capes. E, como certa vez afirmou Maria Luiza Ammirabile Martins, porta-voz das mulheres caboclas e indígenas em Caraíva (BA), há algo que não podemos desprezar, que é o conhecimento ancestral daquelas que vieram antes de nós, geralmente mulheres raizeiras, benzedeiras – gerações que transmitiram seu legado com pouco verbo, muito canto e olhares profundos; um legado que foi se perdendo no tempo num mundo globalizado, mas que vem sendo resgatado por novas mulheres, em missão de preservar e valorizar essa teia de inteligência, transmitindo o conhecimento do uso das plantas, de onde tiramos os óleos essenciais e suas mensagens, histórias e medicinas.

Os aromas e a arte

- No século XIX, George Septimus Piesse relacionou aromas e tonalidades, harmonias, acordes e notas, criando o *odophone*, um instrumento para compor o que chamamos de acordes, conceito usado até hoje, e construir perfumes.

- No livro *O perfume: história de um assassino*, de Patrick Süskind, acompanhamos a história de um rapaz órfão e muito pobre na Paris do século XVIII que tem um olfato extraordinário e torna-se um especialista em criar essências. Esse romance acabou virando filme, no qual é possível observar algumas técnicas de extração de óleos essenciais e criação de perfumes. Essa narrativa nos faz refletir sobre diversas questões relacionadas ao olfato, aos cheiros e à importância deles em nossos relacionamentos.

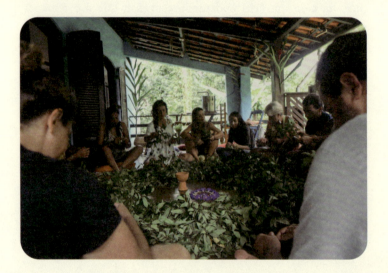

Foto 1. Troca de saberes: erva-baleeira ou maria-preta.

Como vimos no capítulo 1, Marguerite Maury foi a precursora da aromaterapia holística, e podemos entender esse conceito de duas formas. Uma é considerar o ser humano como um ser único e indivisível. Isso significa que, quando temos uma dor em alguma parte ou órgão do corpo, por exemplo, não devemos tratar apenas aquela parte ou aquele órgão, mas o todo, ou seja, tratar o físico, o mental e o emocional para a cura ou melhora desejada (isso sem mencionar outras esferas, como a do corpo energético e espiritual, a depender das crenças individuais). Em uma visão ainda mais ampla, o ser humano é considerado em sua totalidade e em relação com seu ambiente social. Na figura 1, podemos ter uma visão esquemática dessa forma de atuar da aromaterapia holística.

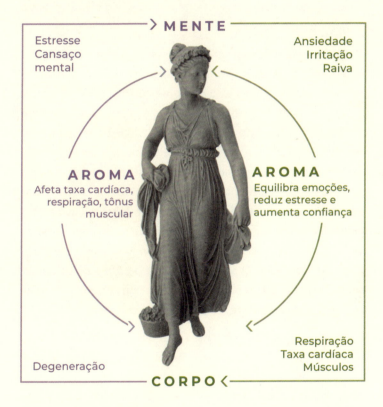

Figura 1. Aromaterapia holística.

Se estamos ansiosos, irritados ou com raiva, nossa respiração e frequência cardíaca se aceleram, nossos músculos se retesam, afetando o nosso corpo físico. Este, por sua vez, começa a se degenerar, causando mais estresse e cansaço mental.

Quando usamos óleos essenciais adequados para cada estado, nossa mente responde equilibrando as emoções, reduzindo o estresse, aumentando nossa confiança e melhorando aspectos físicos como frequência cardíaca, respiração, tônus muscular, etc., rompendo o círculo vicioso. Por isso os aromaterapeutas holísticos gostam de afirmar que é preciso agir na causa, na origem dos problemas.

O conceito de holismo propunha que cada pessoa possuía uma necessidade específica, além de circunstâncias e temperamentos particulares, e portanto o uso de "medicamentos" iguais para todos com os mesmos sintomas não faria sentido. Com o tempo, esse conceito foi se aprimorando, adquirindo o sentido de não reduzir o ser humano à soma de suas partes; do termo também passou a se depreender que não podemos separar o que acontece no físico do que acontece na mente e nas emoções. Seguindo essa perspectiva, o tratamento das partes que estão em dor ou em desequilíbrio fisiológico considerando também as esferas não físicas acabou sendo incorporado à aromaterapia holística. O objetivo é tratar o todo e os sintomas, sejam físicos, mentais ou emocionais, até que o equilíbrio volte de forma mais definitiva, e não apenas temporária.

O livro que melhor ilustrou essa forma de pensar foi *A arte da aromaterapia* (1977), de Robert Tisserand, que numa linguagem bastante acessível afirma: "[...] ao prescrever óleos essenciais, devemos considerar todos os sintomas presentes e os outros fatores, sejam psicológicos ou físicos" (Tisserand, 1993, p. 100-101). Tisserand discorre sobre os sistemas do corpo e a mente, discutindo o fato de corpo e mente serem indissociáveis: "O orgulho, que é arrogância e rigidez mental, dá origem às doenças que produzem rigidez e inflexibilidade ao corpo" (Tisserand, 1993, p. 125). O livro, que cita o doutor Edward

Bach,* além de Gatti, Cajola e Rovesti, foi certamente um pioneiro e fez da Inglaterra o berço da aromaterapia holística.

Hoje sabemos que muitos dos males do corpo advêm da mente e das emoções, como quando uma tensão nervosa causa problemas digestivos. Neste exemplo, se a causa for emocional, não basta usar um óleo essencial de hortelã-pimenta; a camomila-romana é mais indicada por suas propriedades sedativas e digestivas, podendo ser empregada não apenas em massagem abdominal, mas em inalação ou massagem de corpo inteiro, entre outras técnicas. O uso provoca o relaxamento, e assim a causa da tensão nervosa tende a se dissipar e a gastrite a diminuir ou, idealmente, desaparecer.

É importante compreender que, ao usar óleos essenciais, a condição que acomete a pessoa pode melhorar de forma sintomática por algum tempo, mas certas doenças crônicas, como candidíase de repetição ou fibromialgia, dificilmente desaparecerão sem um tratamento mais integrativo, devido à sua complexidade. Esse tipo de tratamento pode aparentemente demorar mais, mas só aparentemente, porque, conseguindo-se atingir a causa, o que se espera é que o problema não volte a aparecer. Então podemos nos dedicar a tratar outras questões e, se possível, usar os óleos apenas para prevenção e para o próprio prazer. Vejamos a seguir alguns usos dos óleos essenciais de que podemos nos beneficiar.

---

* Edward Bach foi um médico que desenvolveu uma terapia baseada nas essências florais. Bach acreditava que a saúde emocional era a chave para a boa saúde geral e desenvolveu um sistema de essências usado para tratar emoções negativas e, assim, levar a um bem-estar tanto emocional quanto físico.

AROMATERAPIA PARA O DIA A DIA

Os óleos essenciais podem ser usados em situações cotidianas: para ajudar na hora de dormir, para tratar picadas de insetos ou mesmo para repeli-los, para tratar fungos de pele ou queimaduras domésticas, para ajudar na concentração no trabalho ou nos estudos, para criar um clima agradável ou até mesmo romântico, para tomar um banho relaxante, para relaxar na volta para casa, para ajudar na digestão após as refeições, entre tantas outras possibilidades. Ao incorporarmos os óleos na rotina e no autocuidado, às vezes sem percebermos acabamos ficando menos resfriados ou gripados, temos menos episódios de dor de cabeça ou enxaqueca, assim como menos ausências no trabalho e até menos discussões. Basta prestar atenção; é uma mudança de estilo de vida. Quem faz uso de óleos cotidianamente costuma carregar na mala de viagem ou na bolsa um nécessaire com os favoritos: lavanda, hortelã-pimenta, tea tree, copaíba (o essencial e o bálsamo), citronela, laranja, entre outros, dependendo das necessidades e do tipo de viagem, além de hidrolatos e óleos vegetais.

AROMATERAPIA COSMÉTICA OU ESTÉTICA

Engana-se quem acredita que estética é somente vaidade, e não saúde. Sentir-se belo tem a ver com corpo e mente saudáveis, equilibrados e nutridos. Se pensarmos na pele, por exemplo, impurezas e lesões podem ser sintomas de uma saúde comprometida, de intoxicação ou de desequilíbrios do corpo. Para ter uma pele jovem e vibrante e, assim, atingir a beleza desejada, é preciso recuperar a saúde. Na aromaterapia holística, não é difícil imaginar que o estresse e a tensão podem fazer o corpo liberar muitas proteínas causadoras de alergias e dermatites atópicas, e este é apenas um exemplo entre vários. Então, cuidar da beleza está estreitamente ligado a cuidar da saúde em geral (Harrisson, 2008).

Cuidar de si, principalmente com ativos naturais, é cuidar da beleza de forma consciente, isto é, sem se sujeitar a modelos impossíveis de atingir, geralmente reproduzidos na mídia por grandes marcas, e sem ter que comprar um produto para cada parte do corpo, cada hora do dia e cada época do ano. Com alguns produtos de aromaterapia, bases neutras e, claro, conhecimento, é possível tratar questões de pele, cuidar dos cabelos e do corpo de forma personalizada e sem gastar muito, sempre estando atento à qualidade.

Alguns cuidados eventuais, como uma hidratação capilar pós--praia ou piscina com cloro, podem ser realizados de forma autônoma, mas em geral é importante ter o acompanhamento de um aromaterapeuta – por exemplo, em casos de tratamento de acne ou de manchas/melasmas, ou de tratamento para celulite ou emagrecimento –, pois os tratamentos podem ser mais longos e acabar sendo frustrantes se realizados sem o apoio de um especialista. Um exemplo que ilustra um desses casos é o de uma mulher que recebeu de um grupo de aromaterapeutas um tratamento para acne, e o aspecto da pele só começou a melhorar depois de dois meses, após o emprego de diversas técnicas e produtos e de muita escuta terapêutica, pois o elemento psicológico era uma das causas envolvidas. O tratamento, incluindo a eliminação das manchas, só foi finalizado depois de quase seis meses.

Em geral, para os tratamentos cosméticos e estéticos, utilizamos os óleos essenciais diluídos na pele. Veremos mais adiante como essa penetração ocorre e como, pelo fato de serem lipossolúveis, esses óleos são absorvidos fácil e rapidamente – cada óleo essencial penetra em uma quantidade e velocidade maior ou menor. Esse uso é muito seguro quando se realiza a diluição em veículos carreadores e quando observadas as condições de saúde da pessoa.

PSICOAROMATERAPIA

Já falamos sobre aromacologia e as diferenças em relação à psicoaromaterapia. Podemos afirmar que esta última é uma das mais poderosas aliadas dos óleos essenciais para melhorar a qualidade de vida de qualquer pessoa. Quando falamos em psicoaromaterapia, estamos falando da atuação dos óleos essenciais sobre nossos estados mentais. A esse respeito, é interessante o trecho da ficção de Patrick Süskind, *O perfume: história de um assassino*, já mencionada aqui:

> [...] as pessoas podiam fechar os olhos diante da grandeza, do assustador, da beleza, e podiam tapar os ouvidos diante da melodia ou de palavras sedutoras. Mas não podiam escapar ao aroma. Pois o aroma é um irmão da respiração. Com esta, ele penetra nas pessoas, elas não podem escapar-lhe caso queiram viver. E bem para dentro delas é que vai o aroma, diretamente para o coração, distinguindo lá categoricamente entre atração e menosprezo, nojo e prazer, amor e ódio. Quem dominasse os odores dominaria o coração das pessoas (Süskind, 1995, p. 162-163).

Em nosso diagrama de aromaterapia holística (figura 1), podemos visualizar o quanto o corpo afeta a nossa mente e vice-versa. O cuidar do corpo, diante do cuidar da mente, parece até mais fácil, porém ambos os cuidados dizem respeito a cuidar do terreno. Quando dormimos bem, nos alimentamos bem, fazemos exercícios físicos, parece que estamos cuidando só do corpo, mas também estamos cuidando da mente. Especificamente para equilibrar nossa mente, temos muitos outros recursos além desses mencionados, como meditação, exercícios respiratórios, mantras, boas leituras, boas conversas – e em muitas dessas práticas podemos usar óleos essenciais.

A aromaterapia cuida do todo. Mas, supondo que está tudo aparentemente em ordem com o corpo, é preciso se concentrar na mente. Como afirma Hozzel (2019, p. 32), "não nos esqueçamos: devemos escolher cuidadosamente nossos sentimentos e pensamentos, assim como o nosso meio ambiente, se não quisermos que eles se tornem tóxicos". O autor reflete sobre a importância de nossos pensamentos, que criam doenças o tempo todo e influenciam nosso entorno, e sugere, além da meditação para corrigir nossos comportamentos mentais e emocionais, o uso de óleos essenciais:

> [...] sentir com consciência a fragrância pura da natureza de um óleo essencial leva-nos ao âmago de nossa natureza – e nos distancia do nível superficial. Os óleos essenciais concedem exatamente a energia que precisamos para nos libertar de pensamentos e emoções negativas (Hozzel, 2019, p. 38-39).

O lado direito do nosso cérebro trabalha nossos pensamentos intuitivos e nossos comportamentos; já o esquerdo corresponde à lógica e aos processos intelectuais. Os óleos essenciais ajudam a equilibrar os dois hemisférios.

É fácil perceber como os aromas agem em nossa mente. Por exemplo, ao inalarmos algum aroma, podemos lembrar imediatamente de algo do passado. Como veremos adiante, nosso sistema límbico, responsável pelas emoções, aprendizado e humores, situa-se logo atrás do nariz e, portanto, é muito rápida a sua ativação quando inalamos algo, e isso pode ajudar a criar, acalmar e equilibrar estados mentais (Farrer-Halls, 2001). Vale aqui frisar alguns dos aspectos que influenciam nossos estados mentais e são influenciados por eles: nosso estilo de vida, nossa personalidade, nossa saúde, nossas vivências passadas e até os aromas que fizeram e fazem parte de nossas vidas (Price, 2001). Se alguém pergunta se um óleo essencial pode fazer mal, a resposta precisa ser ponderada. O melhor seria colocar nos seguintes termos: os óleos essenciais na realidade fazem oposição às emoções destrutivas, desencorajando-as, diminuindo-as e até mesmo anulando-as; o contrário acontece com as emoções positivas, que são promovidas, intensificadas e até prolongadas (Price, 2001). O que pode ocorrer é o mesmo que sucedeu a uma aluna: ao usar o poderoso óleo de sálvia-esclareia, ela obteve como resultado uma grande irritação, e apenas posteriormente ela compreendeu que o óleo estava fazendo alguns sentimentos opressores aflorarem. Então, quando reagimos mal a determinado aroma, talvez nos incomodemos com a emoção que aflora e que, provavelmente, estamos precisando trabalhar terapeuticamente.

Emoções que também podem e devem ser tratadas são sofrimento, raiva, medo, ciúme, culpa, apatia, alterações de humor, timidez e retraimento. Nenhum desses estados pode ser tratado apenas com dicas de aromaterapia, tampouco com base na indicação de quem já se tratou com determinados óleos e acredita que, se funcionou para si, vai funcionar para os demais. O tratamento psicoaromaterapêutico não pode ser baseado somente no sintoma; é necessário ter uma ficha de anamnese completa, analisando aspectos como o histórico de saúde, o estilo de vida, a forma como o estresse e/ou a depressão se iniciaram e se desenvolveram (se for o caso), para aí, sim, realizar-se a sugestão de tratamento, o acompanhamento, o reforço ou a mudança da conduta (Price, 2001). Quando bem conduzida, a psicoaromaterapia pode ser transformadora.

MASSAGENS E BANHOS AROMATERAPÊUTICOS

Um banho perfumado e uma massagem aromática por dia
são o caminho para a boa saúde. (Hipócrates)

Como visto no capítulo 1, os banhos já eram apreciados pelos egípcios, romanos, chineses e japoneses como forma de relaxamento e desintoxicação. Antes, fazer infusões de plantas aromáticas era muito comum, mas com os óleos essenciais esse hábito se tornou mais prático. Os banhos melhoram a circulação sanguínea, reduzem a febre (banhos frescos), estimulam a energia vital, melhoram o funcionamento do intestino e propiciam o amor. São inúmeras as situações em que um bom banho de imersão ou de assento pode ser realizado: para tratar dores musculares, tensão nervosa, inchaço, reumatismo, celulite, condições de pele e questões ginecológicas e urológicas. Adicionados aos banhos, os óleos essenciais têm seus benefícios potencializados por dois fatores: água e calor, que, juntos, aumentam ainda mais a absorção dos óleos pela pele.

Melhor do que banho, só banho e massagem, como dizia Hipócrates. Essas práticas, acredito, são as mais holísticas na aromaterapia, pois oferecem benefícios físicos incontestáveis, obtidos através da absorção dos óleos essenciais pela pele, além de benefícios para a mente e as emoções – enquanto se volatilizam, os óleos são inalados e ativam o cérebro.

Assim como os banhos, as massagens também eram realizadas desde as antigas civilizações como prática para relaxar, tratar músculos doloridos e outras questões de saúde. Asclepíades foi um médico romano que, apesar de não seguir as ideias naturais de medicina de Hipócrates, também dava à dieta, aos exercícios, às massagens e aos banhos os créditos de melhores remédios. Ele é considerado o pai da massagem, embora essa prática já existisse há muito tempo. O que se conta é que Asclepíades trouxe um romano de volta à vida após vários minutos de manipulação. Em sua teoria, a vida era resultado de átomos constantemente em movimento no corpo, e doença e morte eram causadas pela obstrução desse movimento. Supõe-se, então, que a "manipulação" nada mais era do que uma massagem para acordar os átomos adormecidos e "ressuscitar" o paciente. Asclepíades chegou mesmo a abandonar a medicina convencional e tinha diversas técnicas de massagem para cada tipo de doença – mas, dependendo do caso, também a contraindicava (Calvert, 2002).

Na Inglaterra praticamente não há tratamento aromaterapêutico sem massagem, talvez por esse caráter holístico, pelo poder de relaxamento da massagem sobre todos os sentidos. A massagem pode ser reconfortante, e o ideal é que seja realizada de forma regular, e não apenas quando se está totalmente travado, o que dificulta o trabalho do terapeuta. Realizada a cada duas semanas ou, no mínimo, uma vez por mês, a massagem reseta o nosso sistema, reduzindo as chances de o estresse se acumular em níveis prejudiciais. E se sem óleos essenciais uma massagem já é poderosa, com óleos essenciais esse efeito é potencializado. Quando alunos estranham ou se recusam a fazer o curso de massagem aromaterapêutica, é fácil deduzir que nunca receberam uma, e o melhor é aconselhá-los a passarem por uma sessão. Como afirma Robert Tisserand (2017, p. 69), "ninguém que tenha experimentado pessoalmente a massagem profissional necessita de provas adicionais de seu efeito antiestresse". Relatos de choro, alívio e desbloqueio de traumas são comuns após a massagem, e várias pessoas até decidem se especializar na prática.

Existem muitas formas de realizar massagem usando óleos essenciais. A mais comum seria a massagem relaxante, sem muitas manobras nos músculos, apenas com a finalidade de aplicar os óleos essenciais diluídos em óleos vegetais ou cremes neutros. Porém não há impeditivos para usar os óleos em outras técnicas, como o shiatsu, e neste caso o ideal é inicialmente massagear os músculos sem óleo, para poder se fixar em pontos mais doloridos sem que as mãos escorreguem muito, e só depois aplicar os óleos de forma mais relaxante. Os óleos essenciais também podem ser empregados na abhyanga, que é uma oleação muito comum na aiurveda, e na drenagem linfática, cujos efeitos podem ser potencializados com óleos essenciais diuréticos e estimulantes do sistema linfático.

A massagem pode ter um efeito inclusive educador, pois quando recebemos uma massagem podemos perceber os locais mais tensos e começar a pensar sobre as causas dessa tensões, tentando assim evitá-las, procurando, por exemplo, melhorar a postura ou sentir em que momentos essas travas se iniciam, pois em geral acontecem de forma inconsciente. Uma massagem relaxante e com óleos apropriados pode também desbloquear emoções represadas (Davis, 1996). Eu sempre achei e acho que massagens deveriam ser oferecidas pelo Sistema Único de Saúde (SUS), e assim muitos problemas de saúde e inclusive sociais poderiam ser evitados. E não nos esqueçamos da mãe da aromaterapia holística, Marguerite Maury, que preferia a massagem e o uso dos óleos na pele do que sua ingestão. Massagem e óleos essenciais são uma sinergia e tanto!

Em tempos corridos como o nosso, uma massagem de corpo inteiro pode ser impensável para alguns e mesmo algo custoso para outros, por isso massagens localizadas podem ser uma opção. Especialmente a massagem nos pés pode ter um efeito muito poderoso no relaxamento, agindo também contra dores. Essa é uma das possibilidades de atendimento aromaterapêutico em clínica com menos de uma hora de duração – leva entre vinte e trinta minutos –, ficando o resto do tempo para o acompanhamento terapêutico. Outra possibilidade é a massagem nas mãos, na face, na cabeça ou nos ombros. Especialmente em idosos, o ideal é focar nessas pequenas áreas, para evitar friagens e desconfortos pela exposição do corpo. E, para crianças, as massagens podem ser feitas na hora de dormir, apenas como um pequeno ritual diário de carinho e óleos essenciais relaxantes – a massagem pode ser também uma forma de se relacionar e transmitir afeto.

AROMATERAPIA MEDICINAL

Podemos até concordar que o berço da aromaterapia como conhecemos hoje é a França, com Gattefossé e vários outros estudiosos que passaram a usar e promover o uso dos óleos essenciais especificamente para tratar da saúde. Porém precisamos lembrar que os aromas eram usados principalmente por médicos, com base em sintomas. Mesmo Gatti e Cajola, que nos anos 1920 estudavam óleos essenciais para tratar ansiedade e depressão, também o faziam de forma medicinal.

Na aromaterapia medicinal, os óleos são prescritos para uso externo e interno e em altas dosagens. É importante considerar que a aromaterapia medicinal: 1) é uma forma de terapia na qual os óleos essenciais são usados com confiança e eficácia, na forma mais apropriada para qualquer condição que se apresente; 2) vai além da dose "praticamente homeopática" utilizada em massagens aromaterapêuticas e envolve uma resposta específica para uma situação particular, mobilizando o conhecimento existente sobre os óleos essenciais; 3) trabalha com o conceito de sinergia baseado no conhecimento de ações terapêuticas e dos constituintes químicos dos óleos essenciais (Price; Price, 2012).

Essas considerações foram feitas por Shirley Price, uma importante aromaterapeuta inglesa, que explica também que, como pode ser muito demorado e trabalhoso para um profissional se especializar e ter autoridade para prescrever o uso interno de óleos essenciais, a saída é usá-los de forma intensiva e específica. "Intensiva" no sentido da dosagem (maior do que a empregada em massagens), focando em determinada condição e usando a química dos óleos essenciais como principal critério para escolhê-los; "específica" por conta do foco em determinada queixa, e não no bem-estar geral, e porque a massagem de corpo inteiro nem sempre é necessária e desejada, preferindo-se algo mais pontual (Price; Price, 2012).

A aromaterapia medicinal também pode ser considerada holística, uma vez que, embora não considere o corpo como um todo – órgãos, mente e emoções – e normalmente seja utilizada em situações emergenciais, pode ser aplicada de forma individualizada. Isso é possível, mas é importante ter consciência de que podemos cuidar melhor do todo e prevenir tanto a repetição das queixas quanto o aparecimento de novas situações que demandem um cuidado tão intenso e específico.

Uma coisa é certa: para praticar aromaterapia medicinal, é preciso um estudo aprofundado da química dos óleos essenciais e de seus efeitos, inclusive quando em sinergia, o que não é simples. Também é preciso ter noções avançadas de como os óleos essenciais se comportam dentro do organismo, de todas as questões relacionadas a segurança – dosagens, contraindicações e reações adversas – e, obviamente, de anatomia e patologia e da especificidade dos óleos essenciais para cada caso.

Vale lembrar que, como Joy Boyles afirma na já citada série documental *A indústria da cura* (episódio "Óleos essenciais"), a maioria das pesquisas científicas ainda é *in vitro* ou *in vivo* em cobaias de laboratório, e carecemos de mais estudos em seres humanos para comprovar as propriedades e contraindicações dos óleos essenciais. Esse documentário é um ótimo alerta para quem comercializa ou consome óleos essenciais de marcas que trabalham no modelo de negócios denominado marketing multinível e pretendem tratar sintomas (inclusive por meio da ingestão de óleos essenciais) sem capacitação específica para tal.

As vantagens da administração oral são a conveniência, a maior precisão na dosagem e a alta biodisponibilidade dos ativos no corpo. Em geral, os casos mais indicados para o uso oral dos óleos essenciais, com altas dosagens, são as infecções. Deve-se diluir ou encapsular os óleos para evitar irritação gástrica, e é preciso estar preparado para reações como náuseas e vômitos. Dependendo dos constituintes químicos, os óleos podem ser quebrados no próprio estômago ou ir diretamente para o fígado, onde uma parte significativa é inativada enquanto outras podem se tornar mais tóxicas. Na maioria dos casos, a intoxicação por ingestão é decorrente de superdosagens, em geral muito maiores do que as usadas de forma terapêutica, como em massagens – a aplicação pela pele é mais lenta e apresenta menor chance de irritação do que pelo estômago, onde a absorção é muito maior, inclusive com risco de interação medicamentosa.

Robert Tisserand e Rodney Young (2014) alertam que apenas profissionais com conhecimento de farmacologia devem prescrever essa forma de administração. De qualquer maneira, é importante levar em consideração as doenças que justificariam tal uso, em geral infecções, observando não só os óleos essenciais específicos para determinadas questões, mas os que são contraindicados, as dosagens máximas indicadas por dia, o tempo de eliminação pelo organismo e a duração do tratamento (não há consenso de qual seria a ideal). Todo e qualquer tratamento nesta base precisa ser acompanhado por um profissional capacitado. E continua valendo a máxima: não é porque determinado óleo não provocou reação adversa em uma pessoa que não provocará em outra.

É preciso muita precaução antes de se decidir pela ingestão de óleos essenciais. Muitas pessoas fogem dos tratamentos alopáticos justamente porque o fígado se encontra sobrecarregado pelo bombardeio de tantos medicamentos, o que pode levar a insuficiência hepática ou a lesões. Por isso é importante refletir se não estaríamos tendo uma conduta semelhante ao ingerir óleos essenciais sem uma indicação absolutamente específica. Essa prática, muito comum hoje em dia, é designada pelo termo "alopatização" ou "medicalização" da aromaterapia. É importante lembrar que investigar as causas, mudar o estilo de vida e ouvir o próprio corpo ainda são as possibilidades mais viáveis e com resultados que podem vir tanto a curto como especialmente a longo prazo.

ÓLEOS ESSENCIAIS

Os óleos essenciais são metabólitos secundários produzidos pelas plantas para reparação de danos celulares e proteção contra bactérias, fungos, vírus e intempéries como calor, frio e radiação ultravioleta. Também servem para atrair insetos para polinização e perpetuação da espécie e para comunicar perigos a outras plantas (Harrisson, 2018).

Esses óleos são extraídos de diversas partes das plantas, dependendo de onde estão localizados os tricomas, glândulas especiais onde os óleos são armazenados e que variam em tamanho e forma de acordo com a planta. Em algumas plantas do gênero *Pelargonium* (gerânios), por exemplo, os tricomas parecem minúsculos cogumelos com hastes curtas ou alongadas cheias de segmentos, a depender da espécie. Os óleos essenciais são produzidos próximo a eles ou mesmo dentro deles e aí ficam armazenados até que a superfície da planta seja tocada – quem conhece plantas sabe que basta esfregar as mãos em suas folhas, e não em suas flores, para sentir seu agradável aroma. O mesmo acontece quando tocamos arbustos de lavanda, sendo que neste caso os tricomas são rapidamente reabastecidos. Já nas umbelíferas encontramos dutos cheios de óleos nas frutas, além de cavidades secretoras internas em folhas e raízes (Lis-Balchin, 2006).

Observe no quadro 1 as diversas partes de plantas de onde derivam óleos essenciais.

Quadro 1. Partes das plantas e óleos essenciais.

PARTE DA PLANTA	ÓLEOS ESSENCIAIS
Flores	rosa, ylang-ylang, camomilas, lavanda, lavandim, jasmim, néroli
Folhas	alecrim, eucaliptos, hortelã-pimenta, manjericão, manjerona, citronela, capim-limão, tomilho, cipreste, canela, cravo, petitgrain, palmarosa, patchuli
Folhas e flores	gerânio, sálvia-esclareia
Tecido lenhoso	sândalo, cedros, pau-rosa
Frutos	junípero, litsea cubeba, cítricos
Raízes e rizomas	vetiver, gengibre, cúrcuma, priprioca
Sementes	coentro, cenoura, salsa, funcho-doce, cardamomo
Resinas	olíbano, mirra, breu-branco, benjoim, copaíba

O termo "óleo essencial" deriva de "quintessência", que, para os alquimistas do século XV, se assemelhava ao éter, uma matéria diferente dos quatro elementos terrestres (terra, água, fogo e ar), considerada um elemento puro. A quintessência seria o suprassumo extraído por destilação a vapor de substâncias terrenas, ou seja, a forma mais pura de qualquer substância, que acabaria com os males da humanidade. Posteriormente, a quintessência passou a ser chamada apenas de "essência".

Com a evolução dos estudos e pesquisas no campo da química, os óleos essenciais perderam um pouco da aura mística e esotérica da época dos alquimistas e passaram a ser vistos mais como o resultado de um processo tecnológico, em sua natureza oleosa e lipofílica, como um complexo de constituintes químicos. É aí que aparece o termo "óleo essencial" e as propriedades e aplicações publicadas no livro de Gattefossé, e a aromaterapia se torna mais parecida com a que conhecemos hoje (Schnaulbelt, 2011).

É um engano ignorar a natureza biológica dos óleos essenciais, buscando associar suas propriedades às dos medicamentos alopáticos, numa espécie de alopatização da aromaterapia, reduzindo seus efeitos à composição química, como se fossem produzidos em fábricas para eliminar patógenos, curar doenças e tudo o que for indesejável em nossas vidas. Precisamos lembrar que os óleos essenciais são extraídos da natureza e suas atividades são moldadas pelas formas ambientais naturais; eles não são armas, e sim agentes de interação e de fortalecimento da própria vida (Schnaulbelt, 2011).

Óleos essenciais versus óleos vegetais

Apesar da denominação semelhante, os óleos essenciais são bem diferentes dos óleos vegetais, e esta é uma dúvida comum de iniciantes na arte da aromaterapia. Aprender as características desses dois óleos ajudará inclusive a identificar a qualidade deles.

Os óleos essenciais são altamente voláteis e aromáticos, diferentemente dos óleos vegetais, que são fixos, ou seja, não evaporam com facilidade e sem a ajuda de calor, por exemplo. Óleos vegetais também não têm aromas muito intensos e, quando isso ocorre, pode ser em razão da presença de óleos essenciais em sua composição, como ocorre no bálsamo de copaíba.

Outra diferença é que os óleos essenciais, em sua maioria, têm uma consistência mais parecida com a da água, enquanto os óleos vegetais são mais viscosos, por isso também podem ser chamados de óleos graxos. Essa baixa densidade dos óleos essenciais, além de seu caráter lipofílico, é o que possibilita que eles penetrem na pele com bastante facilidade.

CARACTERÍSTICAS FUNDAMENTAIS

VOLATILIDADE E DENSIDADE

A volatilidade refere-se à capacidade dos óleos essenciais de evaporarem em temperatura ambiente. Eles evaporam com facilidade, e isso se dá pelo seu baixo peso molecular. É devido a essa volatilidade que é possível extraí-los pelo processo de destilação por arraste a vapor. Porém, interessantemente, os óleos essenciais mais voláteis (ou seja, os mais leves) em geral não são extraídos por destilação, e sim por espremedura – os óleos de frutas cítricas, como laranja, bergamota, limão e tangerina, são um exemplo. Esses óleos até podem ser destilados, mas a espremedura é uma técnica muito menos custosa e produz um óleo essencial mais íntegro, justamente por não passar por altas temperaturas.

A densidade de um óleo essencial indica quão viscoso ele é. A maioria dos óleos é mais fina, pouco viscosa, a exemplo dos óleos de alecrim, lavanda e laranja. Alguns são medianamente viscosos, como tea tree, litsea cubeba e petitgrain, e outros são bem densos, como patchuli, benjoim e vetiver. Essa característica está ligada à volatilidade, uma vez que óleos menos densos evaporam mais facilmente.

AROMA OU CHEIRO

Todo óleo essencial possui aroma, suave ou forte. Isso se deve à sua composição química, ou seja, são os constituintes químicos que dão aroma ao óleo essencial e, consequentemente, à planta. Assim, por conta de intempéries ou adaptações pelas quais a planta precise passar, é possível que algo em sua composição química mude e, consequentemente, mudem também seus aromas e propriedades. Isso dificulta a obtenção do mesmo aroma sempre, o que torna a aromaterapia ainda mais fascinante.

O cheiro também denota a qualidade do óleo essencial e pode ter a ver não apenas com as condições climáticas. Como afirma Kurt Schnaubelt, para quem o processo de extração do óleo essencial deveria ser realizado do início ao fim apenas por uma pessoa:

> [...] fatores como cultivo e colheita, métodos de preparar os materiais para a destilação, características especiais do equipamento usado, a duração do processo de destilação e muitos outros – tudo influencia o produto final. Um óleo essencial não é simplesmente o produto calculado de um processo físico-químico preciso, mas o produto e uma pessoa produzindo [...] (Schnaubelt, 1998, p. 7).

Tudo isso mais a região do cultivo e o seu clima influenciarão diretamente a qualidade e os aromas dos óleos essenciais (Schnaubelt, 1998). Como dizer que aromaterapia não é arte? Aliás, o usuário de óleos essenciais tem dado cada dia mais importância para a qualidade dos aromas, intrinsecamente ligados às qualidades terapêuticas. Devido à grande quantidade de novas marcas surgindo no mercado, também é importante diferenciar e avaliar os óleos por essa característica tão fundamental. E isso não significa apenas que um óleo essencial deve ter um aroma extremamente agradável – até porque quando o nariz se surpreende, mesmo que positivamente, é possível que o óleo essencial tenha sido adulterado com isolados sintéticos para que seu aroma se tornasse mais vendável, algo muito comum na indústria de perfumaria.

Identificar um bom óleo essencial pelo cheiro não é uma habilidade simples nem adquirida de um dia para o outro; é algo que vai se apurando com o tempo e a experiência, usando, comparando óleos de diferentes marcas, verificando os resultados, e associando a eficácia com o aroma, criando uma espécie de base de dados aromáticos em nosso cérebro.

COR E TRANSPARÊNCIA

Em razão de sua constituição química, cada óleo essencial apresenta uma cor, que vai do incolor, passando pelo palha, amarelo, laranja, vermelho, marrom, verde, até o azul. Em geral, os óleos essenciais são transparentes, mas em alguns casos podem ser bem opacos. Conhecer a cor, bem como a transparência de um óleo, ajuda a identificar sua pureza. O óleo essencial de jasmim, por exemplo, possui uma cor marrom intensa e se, em uma amostra recebida, for mais transparente, é grande a probabilidade de ter sido diluído, o que de alguma forma é comum, já que é um dos óleos mais caros do mercado.

MISCIBILIDADE

Óleos essenciais não são solúveis em água nem em vinagre, mas são solúveis em álcool, em emulsões e em óleos e manteigas vegetais. Alguns géis de aloe vera comercializados no mercado já vêm emulsionados e, mesmo tendo natureza hidrofílica, é possível misturar óleos essenciais a eles. De qualquer forma, é sempre bom adicionar óleos vegetais a esses géis de aloe vera, pois, sendo nossa pele um manto hidrolipídico, é recomendável ter tanto água quanto óleo vegetal no cosmético que desejamos usar para termos uma maior absorção, hidratação e proteção.

Testando um óleo essencial

Todas as características físicas aqui apresentadas são importantes para verificar a qualidade dos óleos essenciais. Um teste simples que podemos realizar ao adquirir um óleo essencial de alguma marca que nunca experimentamos é pingar uma gota dele em um papel sulfite e, ao lado, pingar uma gota do mesmo óleo essencial, mas de uma marca já conhecida e de qualidade comprovada – vamos chamar este óleo conhecido de "padrão". Utilizando esse padrão, é possível comparar todas as características do novo óleo: volatilizou mais rápido ou mais devagar? A cor é diferente? Mais opaca ou desbotada em relação ao padrão? O novo óleo deixou resíduo no papel? (A maioria dos óleos não deixa nenhum resíduo, apenas os mais densos ou misturados com diluentes.) Outro aspecto que pode ser observado é a velocidade com que a gota do óleo essencial se espalha no papel: a depender da sua densidade, o óleo pode se espalhar mais rápida ou mais lentamente, o que também pode indicar diluição ou adulteração. Conhecer cada óleo essencial e suas características ajuda, e muito, a não comprar gato por lebre!

PROPRIEDADES TERAPÊUTICAS

O tratamento para questões físicas, mentais e emocionais por meio dos óleos essenciais é o que buscamos na aromaterapia. Além de dar suporte ao sistema imune, os óleos essenciais podem tratar questões como (Harrisson, 2008):

- infecções – virais, bacterianas ou por fungos;
- regeneração das células epidérmicas e cicatrização de feridas;
- desequilíbrios do sistema nervoso;
- questões psicológicas e emocionais;
- desequilíbrios hormonais;
- desordens autoimunes.

São muitas as propriedades que os óleos essenciais nos oferecem no dia a dia – anti-infecciosas, citofiláticas, imunoestimulantes, sedativas, antidepressivas, equilibradoras, entre outras. É difícil que haja alguma condição em que não se possa tirar proveito dos óleos, mesmo que seja para trabalhar o equilíbrio emocional – nesse sentido, seu uso pode se estender até a casos mais complexos, como câncer e Alzheimer.

Em geral, os livros apontam os constituintes químicos principais e as variações entre eles como os responsáveis por todas essas propriedades. Entretanto, há correntes de pensamento que entendem que a integridade do óleo essencial, ou seja, a soma de todos os seus constituintes (Schnaubelt, 1999), é que garante essas propriedades. Essa perspectiva considera o "efeito *entourage*", termo cunhado por cientistas que, em estudos com a *Cannabis*, demonstraram que uma variedade de metabólitos inativos em moléculas intimamente relacionadas aumentava a atividade de canabinoides primários. Na aromaterapia, os pesquisadores que consideram o efeito *entourage* acreditam que trabalhar com todos os componentes relacionados (o que se aproxima mais do que encontramos na natureza) pode levar a melhores efeitos terapêuticos do que investigações focadas apenas no componente ativo.

Essa teoria ajuda a explicar como alguns medicamentos botânicos funcionam muitas vezes de forma mais eficaz do que seus componentes isolados (Russo, 2019). Na aromaterapia, isso pode explicar por que em alguns casos podemos escolher um óleo essencial para tratar determinada questão mesmo não havendo em sua composição nada que, isoladamente, aponte para essa indicação. Não podemos deixar de pensar que a própria constituição química de cada óleo essencial é uma sinergia em si, e talvez seja mais vantajoso estudar e se basear em cada óleo essencial integralmente do que em suas partes.

Como exemplo, temos o óleo essencial de manjerona, sabidamente sedativo e com uma alta capacidade de acalmar o organismo após uma situação de estresse, além de ser usado como digestivo. Nenhuma dessas propriedades é atribuída a seus constituintes químicos majoritários. Igualmente, temos o óleo essencial de olíbano e sua famosa propriedade de curar feridas, atribuída a cetonas e sesquiterpenos, componentes que no olíbano, no entanto, não ultrapassam de 1% a 2% da composição cada. Isso sem mencionar que muitos fazem confusão: a resina do olíbano possui ácido boswélico, que poderia acionar essa propriedade curativa, mas esse ácido não se encontra em seu óleo essencial (Harrisson, 2018).

Outra forma de determinar as propriedades dos óleos essenciais é observando não só a planta, mas o ambiente em que ela se desenvolve. É o caso do olíbano, que cresce em uma região muito ensolarada e necessita de uma proteção extra contra os raios UV. É dessa forma que seu óleo essencial acaba sendo um ótimo protetor contra os efeitos negativos do sol (Harrisson, 2018).

Portanto, mais do que estudar, na aromaterapia é importante usar, anotar e criar um repertório próprio, confirmando saberes populares e descobrindo novos. Quando pouco se conhece sobre as propriedades e os usos dos óleos essenciais, antes de criar sinergias é fundamental utilizá-los isoladamente, observando bem seus efeitos antes de tentar potencializá-los em combinações com outros óleos.

SINERGIAS

Em aromaterapia, fala-se muito em sinergia, que é a mistura de dois ou mais óleos essenciais com determinada finalidade. Podemos diferenciar dois tipos de sinergia: a sinergia aromática e a sinergia terapêutica. A sinergia aromática, como o próprio nome diz, refere-se à combinação de óleos essenciais em seus aromas, criando um novo aroma agradável ao olfato, independentemente de suas propriedades. Podemos dizer que ela se aproxima mais da perfumaria do que da aromaterapia. Já a sinergia terapêutica é a mistura de óleos essenciais com uma finalidade terapêutica, em geral destinada a uma pessoa em especial, numa aplicação do conceito de individualização do tratamento criado por Marguerite Maury. A sinergia também pode ser uma forma de disfarçar algum aroma quando, sozinho, ele não é agradável ou quando ele não agrada a uma pessoa que seria beneficiada por ele.

Um estudo de 1958 publicado no *Journal of the American Pharmaceutical Association* demonstrou que determinadas sinergias de dois ou três óleos essenciais tinham efeitos antibacterianos 29% maiores do que os óleos usados individualmente, sugerindo que, em óleos essenciais, efeito sinérgico é quase sinônimo de efeito potencializador – o que, embora de forma geral seja verdadeiro, evidentemente não implica que todas as sinergias serão mais eficazes (Maruzzella; Henry, 1958 *apud* Tisserand, R., 2017). Jean Valnet testou essa teoria medindo a resistência elétrica de sinergias e comparando-a com a de óleos essenciais isolados, obtendo resultados cinco vezes maiores para as sinergias.

Para conseguir esses efeitos potencializados, o ideal é não ultrapassar cinco tipos de óleos essenciais, até porque cada um possui de dezenas a centenas de constituintes e pode haver antagonismo entre eles, o que, ao invés de potencializar, diminui os efeitos (Tisserand, R., 2017). No conceito de sinergia aromática, entretanto, quanto mais óleos essenciais forem misturados, mais diferenciado será o aroma resultante (o que pode constituir também uma forma de personalização), razão pela qual afirmo que esse é um conceito mais próximo da perfumaria do que da aromaterapia – quanto mais complexo o aroma, mais sofisticado (em mãos e narizes talentosos, é claro).

Na seção deste livro em que apresentamos as fichas dos óleos essenciais, há sugestões de combinações que formam boas sinergias aromáticas. Associar essas combinações às propriedades terapêuticas, tornando as sinergias ao mesmo tempo agradáveis e potentes, é um dos desafios do aromaterapeuta.

Um passo de cada vez

É comum que aspirantes a aromaterapeuta já saiam criando sinergias terapêuticas para as mais variadas questões.
Essa prática, no entanto, não é recomendada. Primeiro, é preciso estudar mais a fundo os efeitos dos óleos essenciais individualmente. Do contrário, caso uma sinergia seja bem aceita, como saber qual dos óleos essenciais escolhidos fez mais efeito?

Esse estudo evita que o profissional fique limitado a sempre usar a mesma sinergia para determinado problema, mesmo quando ela é destinada a diferentes pessoas. Ao experimentar primeiro um único óleo essencial para tratar determinada questão por determinado tempo, depois outro óleo essencial, depois outro, e assim sucessivamente, é possível medir a eficácia de cada um e, à medida que os resultados forem se apresentando e sendo anotados, testar sinergias e registrar os resultados.

Uma boa prática é manter um caderno para anotar indicações dadas a clientes: a sugestão de sinergia, as quantidades usadas, a forma de uso (creme, spray, etc.), quantas vezes por dia ou por semana e por quanto tempo o uso foi recomendado, para quem foi feita a indicação e em que dia – tudo organizado por ordem cronológica. No mesmo caderno, deixe um espaço para os resultados obtidos, que muitas vezes só chegam a você muito tempo depois. Sem um registro como esse, como refazer a sinergia caso (também muito tempo depois) a pessoa peça para que você a repita? Todo esse processo é importante como forma de experimentar e documentar o que mais funciona e também o que não funciona.

No começo não é fácil criar sinergias, e é comum que apareçam queixas de que elas não ficaram agradáveis. Buscar e conseguir uma sinergia harmoniosa é uma arte. Além de seguir as sugestões de sinergias apresentadas nas fichas dos óleos essenciais no capítulo 8, você também pode adotar os seguintes critérios:

- Escolher por partes da planta. Por exemplo: óleos de flores geralmente combinam bem entre si; os de folhas idem. Esse é um possível começo até que se tenha segurança o suficiente para escolher óleos de diversas partes das plantas, o que torna as sinergias mais complexas e mais completas.

- Escolher pelas propriedades terapêuticas, quando há objetivos ou necessidades definidas e a função não é apenas perfumar. Por exemplo: se há dor, escolher óleos essenciais analgésicos e anti-inflamatórios, como o de alecrim, lavandim e gengibre.

- Escolher entre dois e quatro óleos essenciais – mais que isso só em casos muito particulares, lembrando do efeito potencializador.

- Usar o quadro de intensidades a seguir. Cada óleo essencial possui uma intensidade de aroma: alta, média--alta, média, média-baixa e baixa. Misturar os óleos de intensidade muito alta pode ser arriscado no início, pois os aromas podem brigar entre si, já que aromas mais intensos indicam também propriedades intensas. Com o tempo e a experiência, acabamos notando que a maioria dos óleos com aromas muito intensos apresentam grandes chances de ter alguma contraindicação, então, por prudência, é sempre melhor não exagerar na quantidade de tipos com aromas muito intensos.

Quadro 2. Quadro de intensidades.

INTENSIDADE ALTA	INTENSIDADE MÉDIA-ALTA	INTENSIDADE MÉDIA	INTENSIDADE MÉDIA-BAIXA	INTENSIDADE BAIXA
Ajowan	Alecrim	Benjoim	Copaíba	Bergamota
Anis--estrelado	Alecrim--do-campo	Cacau	Ho wood	Limão
Bétula-doce	Breu-branco	Grapefruit	Laranja--azeda	Mirra
Café torrado	Camomila--azul	Immortelle	Lavanda	Sândalo
Cálamo	Camomila--romana	Laranja--doce	Pau-rosa	Yuzu
Canela	Cânfora	Lavandim		
Capim-limão	Cardamomo	Olíbano		
Cipreste	Cedro--do-atlas	Palmarosa		
Citronela	Cravo	Sândalo--amíris		
Eucalipto citriodora	Erva--baleeira	Tangerina		
Eucalipto globulus	Eucalipto staigeriana	Verbena--índia		
Funcho-doce	Gerânio			
Gengibre	Junípero			
Gerânio roseum	Louro			
Hortelã--pimenta	Manjericão--brasileiro			
Jasmim	Mandarina			
Litsea cubeba	Manjericão--cravo			
Néroli	Manjericão--doce			
Orégano	Manjerona			
Patchuli	Noz--moscada			
Petitgrain	Pimenta--negra			

(cont.)

INTENSIDADE ALTA	INTENSIDADE MÉDIA-ALTA	INTENSIDADE MÉDIA	INTENSIDADE MÉDIA-BAIXA	INTENSIDADE BAIXA
Rosa	Pimenta--rosa			
Tomilho qt. timol	Pinho			
Vetiver	Ravensara			
	Ravintsara			
	Sálvia--esclareia			
	Tea tree			
	Turmérico			
	Verbena--brasileira			
	Ylang-ylang			

A classificação apresentada nesse quadro depende da percepção olfativa, da marca e do lote dos óleos essenciais analisados, que podem ser reclassificados de acordo com uma análise individual. Essa categorização será útil na hora de calcular a quantidade de gotas para cada óleo escolhido em uma sinergia. Quanto mais forte, mais intenso o aroma, e menor a quantidade a ser usada, pois assim será mais fácil harmonizar com os demais óleos, já que, como mencionado, se o aroma é intenso, as propriedades (e os constituintes químicos) também o são. Vale lembrar: se um óleo essencial sozinho já for muito potente e dominar uma sinergia, ele provavelmente não precisa de sinergia, pode trabalhar sozinho. A sinergia é uma espécie de "unidos venceremos" – todos na mesma potência aromática.

Três dicas finais: primeiro, deixe a pessoa para quem a sinergia se destina aprovar a escolha dos óleos, pois, caso ela não goste do aroma final, dificilmente a sinergia funcionará em seu potencial máximo. Segundo, use sua intuição, que é uma poderosa ferramenta. Por último, menos é mais. É comum que marcas de óleos essenciais tenham suas próprias sinergias para cada tipo de problema, com muitos tipos de óleos essenciais. Como vimos, isso não garante uma superpotencialização dos efeitos, apenas exclusividade na receita. Esse tipo de sinergia pode ser prático para levar em viagens, por exemplo, ou para quem está conhecendo a aromaterapia e não quer arriscar comprar vários óleos essenciais sem saber para que usar cada um. Mas, para quem já conhece esse universo, é preferível formular, experimentar e criar suas próprias sinergias.

FORMAS DE EXTRAÇÃO

DESTILAÇÃO A VAPOR

Ainda hoje a destilação a vapor é a forma mais comum de obter óleos essenciais. Há dois métodos principais: a hidrodestilação e a destilação por arraste a vapor. A hidrodestilação é mais incomum e mais específica para algumas plantas, como rosa, hortelã-pimenta e gengibre fresco. Nesse método, a parte da planta que contém os óleos essenciais é colocada em um tanque em contato direto com água. A água é aquecida (o tanque é fechado como uma panela de pressão) e leva consigo para o condensador (uma serpentina envolvida por água fria corrente) os óleos essenciais na forma de vapor. Ambos, água e óleo essencial, condensam e caem em um recipiente onde se separam por decantação, ou seja, por diferença de densidade – o óleo essencial fica numa fina camada no topo, e a água, embaixo, ocupando a maior parte do espaço, com uma pequena quantidade de óleo essencial (Watson, 1995) e outros componentes mais solúveis em água (Lis-Balchin, 2006), que também são usados e comercializados sob o nome de hidrolatos ou hidrossóis.

O óleo essencial de rosa pode ser extraído de diferentes formas, dependendo da espécie. O óleo da rosa-damascena é extraído por hidrodestilação, recebendo o nome de otto. Já o da rosa-marroquina é obtido por extração por solvente e recebe o nome de absoluto de rosas (Lawless, 1995). O gengibre fresco por vezes também pode ser extraído por solvente, rendendo um óleo essencial mais agradável do que o extraído por destilação a vapor, método em que comumente se usa o gengibre desidratado, o que resulta em um aroma pouco apreciado, porém de valor mais acessível.

A destilação por arraste a vapor é semelhante à hidrodestilação, porém o material vegetal não fica em contato com a água, só o vapor é que passa por ele. Nesse método, as partes da planta que contêm o óleo essencial são acondicionadas em tanques por onde passa vapor de água a uma alta temperatura, fazendo as moléculas de óleo subirem juntamente com o vapor de água e passarem pela serpentina envolta em água fria, caindo no decantador, ou vaso florentino (Lavabre, 1995). Como água e óleo não se misturam, fica fácil separá-los. Todos os outros componentes das plantas que são insolúveis em água e não voláteis ficam na câmara, sendo descartados ao final do processo e podendo ser reutilizados como adubo em plantações.

Caso seja necessário, pode-se fazer uma nova destilação, para conferir maior pureza ao óleo ou mesmo para remover constituintes não desejáveis em razão do aroma. Isso acontece com óleos essenciais como o de tomilho – o tomilho branco nada mais é do que o tomilho vermelho redestilado, mudando de um tom mais vermelho, ou amarronzado, ou alaranjado, para transparente ou amarelo-claro (Kynes, 2021). O mesmo também se aplica ao óleo de hortelã-pimenta, de que o componente enxofre é removido para tirar seu aroma desagradável.

Esse processo é diferente da destilação fracionada. Como algumas plantas demandam uma destilação muito longa, pode-se fracioná-la, produzindo composições químicas diferentes de acordo com a conveniência. Um exemplo é a cânfora e o ylang-ylang. No caso deste último, a primeira fração é o ylang-ylang extra, e as subsequentes, as frações I, II e III. A terceira fração é a mais comum na aromaterapia e na saboaria, e a extra, na perfumaria (Tan et al., 2015).

Veja na figura 2 o processo de destilação por arraste a vapor.

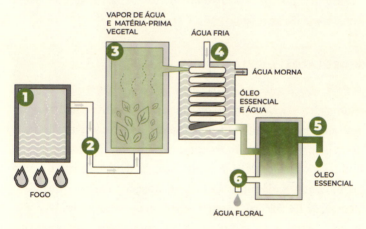

Figura 2. Processo de destilação por arraste a vapor.

No processo de destilação dos óleos essenciais, são variáveis extremamente importantes, que também farão a diferença na qualidade final: a temperatura, o ponto de ebulição dos materiais, a pressão e a precisão do tempo do início ao fim. A destilação depende da arte e da habilidade do produtor, que serão notadas pelos aficionados e especialistas em óleos essenciais. Esses aspectos podem passar despercebidos pelos iniciantes na aromaterapia, mas influenciam diretamente as propriedades terapêuticas dos óleos essenciais (Harrisson, 2008).

Algo que poucos sabem é que, durante a destilação, o vapor liberta dos tricomas as moléculas de óleos essenciais e se liga a algumas substâncias enquanto divide outras, podendo criar novos componentes – por exemplo, no óleo essencial de camomila-azul, gera-se o camazuleno, de cor azul, coloração que não existe originalmente na planta (Schnaubelt, 1998). Outro fato pouco conhecido é que a natureza de baixo peso molecular e a tendência lipofílica permitem não apenas que os óleos essenciais sejam obtidos por processos tão específicos como sejam absorvidos pela pele tão rapidamente, como nenhuma outra substância (Schnaubelt, 1998).

HIDROLATOS, OU HIDROSSÓIS

Como subproduto da destilação, temos o hidrolato – *hidro* (água) + *lato* (leite, já que no início de sua produção o hidrolato se apresenta de forma bem leitosa, por conta de seus constituintes, e só depois vai ganhando transparência) –, ou hidrossol (-*sol* de "solução"). O hidrolato, ou hidrossol, pode ser definido como "água condensada subproduto da destilação a vapor ou da hidrodestilação de materiais vegetais para propósitos aromaterapêuticos" (Catty, 2001, p. 10). Nele, há compostos hidrossolúveis da parte volátil da planta, mas também há frações mínimas de óleos essenciais – entre 0,05 e 0,2 mL dissolvidos por litro de hidrossol.

Há de se cuidar com a venda indiscriminada de falsos hidrolatos. Os hidrolatos não são a mistura de água com óleos essenciais; neles, os constituintes dos óleos essenciais que ali conseguem se manter são muito pouco lipofílicos, ou seja, nada oleosos, e preferem a companhia de água – lembrando que água e óleo não se misturam. Além disso, há diferença de pH: hidrolatos são mais ácidos do que a combinação de água mineral e óleos essenciais.

De acordo com Suzanne Catty (2001), autora do livro *Hydrosols: the next aromatherapy*, quase não há hidrolatos verdadeiros de rosa (extremamente caros quando redestilados múltiplas vezes para se obter seu aroma, por conta de sua suavidade, ou de baixa qualidade quando extraídos de pétalas secas, e não frescas), de jasmim (extraídos por solvente, e não por destilação) e de cítricos (poucos são extraídos por destilação, e a maioria possui agrotóxicos – os obtidos por destilação e orgânicos são raridades). De posse dessas informações e sendo o Brasil um grande produtor de óleos essenciais, o mais recomendável é adquirir hidrolatos de plantas nativas ou muito bem adaptadas, preferencialmente orgânicas, certificadas ou não, e de produtores conhecidos.

Hidrolatos são muito seguros, e Catty (2001) menciona apenas alguns tipos que exigem maiores cuidados e devem ser evitados em algumas circunstâncias: algumas espécies de artemísia; canela (não deve ser usado na face); cipreste e junípero no primeiro trimestre de gestação ou em casos de problemas renais; eucalipto globulus para crianças abaixo de 4 anos; funcho-doce no longo prazo e para crianças abaixo de 6 anos; hortelã-pimenta para crianças abaixo de 3 anos; e alecrim qt. cânfora no primeiro trimestre de gestação e em casos de hipertensão. Sem dúvida tais contraindicações dizem respeito ao uso por ingestão. Para uso dérmico ou em sprays aromáticos, todos costumam ser seguros, devendo evitar-se apenas exagerar no de canela, embora seja delicioso.

A validade dos hidrolatos é bem difícil de definir, mas eles certamente são mais passíveis de oxidação do que óleos essenciais. Tudo depende da forma de armazenamento e transporte, da embalagem e do pH. Ainda de acordo com Catty (2001), quanto mais alto o pH, mais suscetível à oxidação é o hidrolato, com algumas exceções. Aqueles com pH abaixo de cinco geralmente duram mais do que aqueles com pH maior do que cinco. Idealmente, os hidrolatos devem ser armazenados em geladeira e em pequenos frascos esterilizados com válvula spray, que evitam o contato com o ar. Conservantes são uma possibilidade, porém, dependendo do tipo, podem alterar o pH, a exemplo do álcool, que é alcalino; já o benzoato de sódio tem pH 5, que é a média do pH de hidrolatos, então pode ser uma boa solução, além do sorbato de potássio, mais efetivo contra leveduras e mofos. Estes dois últimos conservantes são de origem natural e muito usados para conservar alimentos. Catty (2001) comenta que medir o pH a cada sessenta dias pode ajudar a identificar possíveis bolores, mesmo com alterações de 0,5 para mais no pH. Bolores são resíduos visíveis na forma de partículas, algas, espirais parecidos com ovos de sapos, pequenos "fantasminhas", e quando identificados é hora de descartar o hidrolato, mesmo que este não tenha atingido a validade indicada no rótulo.

Há várias indicações de uso dos hidrolatos: para refrescar o corpo, melhorar a circulação, perfumar suavemente, baixar febre pós-sol e tratar problemas de pele; também podem ser usados como desodorante, em lenços umedecidos para higiene pessoal, limpeza facial, limpeza de feridas, puros ou misturados com cremes neutros, em gel de aloe vera, em demaquilantes bifásicos e óleos corporais bifásicos (de 10% a 30% de óleo vegetal), entre outras possiblidades.

Em bebês, sempre use os hidrolatos diluídos em água, reduzindo a diluição com o tempo. Deve-se proceder da mesma forma para cães e gatos, o que é uma boa novidade, uma vez que gatos não podem ser tratados com óleos essenciais, já que não possuem enzimas que os metabolizem (Catty, 2001).

Hidrolatos são como óleos essenciais, ou seja, devem ser adquiridos apenas quando disponíveis com qualidade, frescor e bom custo-benefício. É especialmente recomendável aproveitar boas oportunidades para adquirir aqueles hidrolatos cujos óleos essenciais são de alto valor, como rosa, immortelle e néroli. Os demais – alecrim, lavanda, gerânio, tea tree, pau-rosa, camomilas, entre outros – devem fazer parte do ritual do dia a dia. Eles podem ser usados para limpeza e como tônico facial, pós-depilação, pós-barba, no couro cabeludo, em formulações cosméticas e até em sprays aromáticos e perfumes.

Prefira embalagens pequenas para evitar a oxidação e para possibilitar a experimentação de diversos tipos, pois hidrolatos têm propriedades específicas (Schnaubelt, 1998), comportando-se não apenas de acordo com os respectivos óleos essenciais, mas segundo suas composições diferenciadas.

ENFLORAGEM E EXTRAÇÃO POR SOLVENTES

A enfloragem e a extração por solventes são utilizadas quando a planta é muito delicada, possui muito pouca quantidade de óleo essencial ou quando o óleo essencial não resistiria a uma destilação devido às altas temperaturas. Por utilizarem solventes, esses dois métodos produzem óleos que não são considerados óleos essenciais. Eles são denominados absolutos. Pode-se extrair o absoluto de vários tipos de plantas, mas, devido ao alto custo e ao trabalho envolvidos, os absolutos mais comuns são os de flores como jasmim e tuberosa.

A enfloragem é possivelmente a técnica mais antiga de extração do aroma de uma planta, com registros no Antigo Egito

(Lis-Balchin, 2006). Esse método consiste em dispor as pétalas (no caso de flores) em um tacho ou fôrma com gordura animal ou óleo vegetal, trocando as pétalas por outras novas depois de alguns dias, quando a gordura já está totalmente saturada com os óleos essenciais. Essa mistura é então dissolvida em álcool, que posteriormente evapora, restando o concreto, que contém restos de gordura e cera, ou seja, uma fração mais densa e sólida, além do absoluto, que é a fração volátil.

Esse método já não é mais usado, tendo sido substituído pela extração por solvente. A única diferença é que a gordura e o óleo vegetal dão lugar ao hexano, um solvente petroquímico (Harrisson, 2008), ou a outros solventes como butano, pentano, benzina, benzeno, tolueno ou similares. Como exemplo, temos o jasmim: ele é colhido bem cedo e suas pétalas são delicadamente acomodadas em bandejas, levadas ao extrator e mergulhadas no solvente, com precisão na quantidade de vezes e no tempo. Depois o solvente é removido, restando o concreto, uma massa de cera viscosa e em geral marrom. O concreto é então aquecido com etanol absoluto entre 45°C e 60°C e depois resfriado a uma temperatura entre -5°C e -12°C, quando se precipitam as ceras. Por fim, é realizada a separação por filtragem e a destilação do etanol a baixa pressão, do que resulta o absoluto, geralmente na cor marrom, por manterem-se os pigmentos e alguma cera.

Absolutos são apreciados na perfumaria por apresentarem aromas mais fiéis aos aromas das plantas, já que não passam por temperaturas tão altas quanto na destilação, entretanto são bem mais caros. Embora com um valor imensamente menor, o concreto também pode ser aproveitado, pois, apesar de ser basicamente um bloco de cera, mantém muito do aroma da planta original e pode ser usado como base para perfumes sólidos e até para cremes corporais, derretido em banho-maria.

Além de flores e plantas delicadas, também é possível extrair absolutos de gomas como mirra, olíbano e benjoim, com aromas e rendimentos em geral bem diferentes dos obtidos por destilação (Lis-Balchin, 2006).

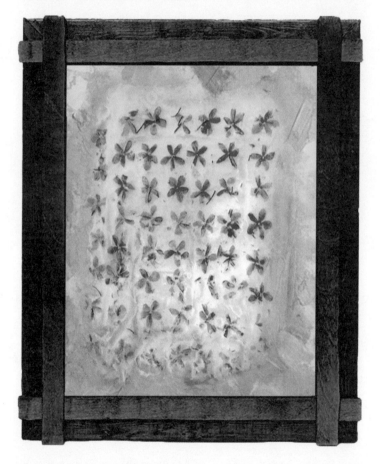

Figura 3. Tacho com gordura e flores.

EXPRESSÃO OU ESPREMEDURA

Antes de falar desse método de extração, vamos voltar um pouco na história. Entre os diversos legados do sudeste da Ásia para a aromaterapia, não podemos deixar de citar as espécies cítricas, todas supostamente derivadas do pomelo (*Citrus maxima*), originário da Malásia ou do Arquipélago Malaio. A cidra (*Citrus medica*) é originária da Índia, e a mandarina (*Citrus reticulata*) e similares, da China, enquanto a cidra-da-montanha (*Citrus halimii*) provém da Tailândia e da Malásia. Todos os demais cítricos são cruzamentos: a laranja-doce (*Citrus sinensis*) e a laranja-azeda ou amarga (*Citrus aurantium*) são híbridas do pomelo e da mandarina; as limas (*Citrus aurantifolia*) e o limão (*Citrus limon*) são híbridos da cidra e de alguma espécie selvagem da Ásia; a grapefruit (*Citrus paradisi*) é um híbrido do pomelo (Dugo; Di Giacomo, 2002).

Os cítricos foram citados como perfumes, antídotos de venenos e como forma de prevenir mau hálito, entre outros usos, por Teofrasto, Dioscórides e Galeno (Dugo; Di Giacomo, 2002). Do século X ao século XII, vários tratados sobre os cítricos foram escritos. Um em especial, sobre agricultura, escrito pelo agrônomo Ibn al-Awwâm, descreve a cidra, o limão, a laranja-azeda e o pomelo, sua cultura e preservação. Credita-se a este tratado o primeiro registro do uso do óleo essencial da laranja-azeda como fragrância, seguido pelos registros feitos por Ibn el-Beithârvis, que descreveu em detalhes como extrair os óleos essenciais da casca.

Os cítricos foram levados ao Mediterrâneo pelos árabes no século X e depois para as Américas durante as Cruzadas. Na Europa, as primeiras menções a eles datam do século XII ao XIV, na Itália (Sicília, Toscana, Riviera Italiana, Marcas, Amalfi e Nápoles) e na Espanha. No século XVI, Portugal já plantava e exportava laranja-doce para a Espanha e outros países da Europa, travando uma disputa com a Itália. Foram os italianos que ficaram famosos pelo seu uso em perfumaria desde o século XIV. A bergamota, cujo óleo essencial era um dos ingredientes da célebre "água de colônia", era cultivada exclusivamente para a extração de seu perfumado aroma, sendo posteriormente levada para a Alemanha, onde seu óleo essencial também figurava entre os ingredientes da "acqua admirabilis" da loja de Giovani Maria Farina, italiano. Em 1840, o governo das Duas Sicílias organizou até uma competição para ver quem inventaria a melhor máquina de extrair os óleos essenciais (Dugo; Di Giacomo, 2002). Hoje sabemos que o óleo essencial de bergamota italiano é o mais apreciado por seu aroma ao mesmo tempo cítrico e refinado.

A extração dos óleos essenciais de frutos cítricos demorou a se iniciar devido à complexidade e à variedade nas diferentes camadas da estrutura desses frutos. Somente no século XVI são observadas referências mais definitivas sobre óleos essenciais de laranja e limão, inclusive extraídos por destilação. A forma de extração em que se espremem as cascas data de 1700, e o método mecânico de extrair os óleos essenciais das cascas dos cítricos usando raladores de metal foi descrita em 1721, em Paris. Em 1776, um outro processo, referenciado como *sponge* (esponja), foi descrito por Domenico Sestini. Ainda hoje usado na Sicília, embora mais raramente, esse método consiste em espremer a casca sem a polpa várias vezes contra um sistema de esponjas naturais afixado numa bacia de cerâmica e um apoio de madeira, fazendo movimentos rotatórios com as mãos e depois espremendo essas esponjas; por decantação, o óleo essencial é separado da fase aquosa, bem como dos restos da casca.

Muitos equipamentos e técnicas foram desenvolvidos na Itália, em Israel e na Jamaica, mas foi a Calábria que se especializou na extração de óleo de bergamota, com uma máquina com duas tigelas de zinco fundido, chamadas de copos, que juntas formavam um anel cilíndrico. O copo de baixo era fixo e o de cima continha pequenas lâminas de latão que giravam em torno de um eixo vertical, arrastando e pressionando a fruta contra o copo de baixo, onde buracos recolhiam o líquido, composto de óleos essenciais e uma fase aquosa. O restante dos óleos da casca era recolhido por esponjas, e o líquido, separado em suas fases. Com esse método se obtinha um bom rendimento de um óleo essencial de excelente qualidade.

A primeira máquina de extrair óleo essencial de limão foi patenteada em 1908 na Messina, utilizando raladores; em seguida, veio outra que usava esponjas; e em 1914, pela primeira vez, usou-se uma centrífuga para separar o óleo essencial do suco (Dugo; Di Giacomo, 2002).

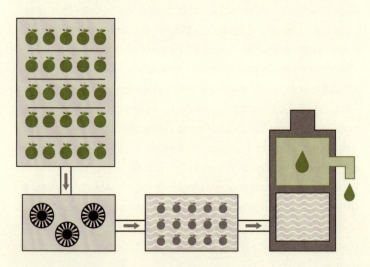

Figura 4. Processo de espremedura de óleos cítricos.

Nos dias de hoje, o método mais comum de extração desses óleos é chamado de espremedura ou expressão a frio. Após lavadas, as frutas cítricas passam por esteiras com raladores que arranham as cascas, liberando seus óleos essenciais, que são levados por jatos de água e depois separados por centrifugação. Na maioria das vezes, essa extração é realizada por fábricas de sucos, num processo que aproveita praticamente 100% das frutas: o suco, a polpa, o óleo essencial, os terpenos, etc., o que acaba por diluir os custos de produção e, consequentemente, os preços finais. Talvez a bergamota seja uma exceção, já que o interesse nela é basicamente para produção de óleos para perfumaria.

Nesse processo totalmente a frio, alguns componentes não voláteis acabam fazendo parte da composição final, como ceras, pigmentos e furanocumarinas, estas últimas causadoras de queimaduras na pele (Lis-Balchin, 2006) por fotossensibilização em alguns óleos essenciais, como bergamota, limão-siciliano, lima e laranja-azeda. Para evitar esse tipo de dano, pode-se optar por óleos sem furanocumarinas, identificados nos rótulos dos frascos pela sigla LFC (livre de furanocumarinas) ou FCF (furanocumarin-free), ou não adquirir óleos cítricos provenientes de espremedura ou expressão a frio, dando preferência aos destilados a vapor, em cujo produto final as furanocumarinas, por serem relativamente não voláteis, não aparecem (Tisserand; Young, 2014).

Um preocupação em relação aos óleos cítricos é que, por serem instáveis e muito voláteis, é preciso atentar à sua validade. É muito comum que esses óleos evaporem ou sumam dos frascos ao longo dos meses, portanto o mais indicado é não os adquirir em grandes quantidades e usá-los antes de um ano de abertos.

EXTRAÇÃO SUPERCRÍTICA POR DIÓXIDO DE CARBONO

A forma mais moderna de obtenção de óleos essenciais utiliza como solvente o dióxido de carbono em um estado supercrítico, que exibe tanto a forma líquida quanto a gasosa ao mesmo tempo, extraindo o óleo essencial sob alta pressão (200 atm) e temperatura constante de 30°C a 33°C. Em razão dessa baixa temperatura, o óleo essencial produzido tem um aroma mais fidedigno ao da planta e, por vezes, apresenta constituintes que não aparecem pelo processo de destilação, como os triterpenos, além de outras propriedades terapêuticas.

Outras vantagens do dióxido de carbono como solvente são: 1) por ser inerte, ele não interage quimicamente com o óleo essencial; 2) ele não é tóxico como outros solventes; 3) ele não tem cor nem odor (Harrisson, 2008; Lis-Balchin, 2006); 4) como a extração do óleo é feita em um ambiente totalmente isolado, partes mais voláteis e frágeis do óleo essencial não se perdem.

Além disso, o dióxido de carbono é um subproduto da indústria química, ou seja, não é preciso produzi-lo, pode ser reciclado no processo e não afeta a camada de ozônio, não contribuindo para o superaquecimento global. A isso soma-se o fato de o processo ser muito rápido, praticamente instantâneo. A única desvantagem é o alto custo dos equipamentos, que, por conta da alta pressão necessária, são produzidos com aço inoxidável, um material caro e pesado (Lavabre, 1995).

Nesse método de extração, de forma simplificada, a parte da planta que contém o óleo essencial é colocada em contato com o dióxido de carbono, que, sendo um solvente, absorverá certa quantidade de óleo essencial e, devido à temperatura e pressão (que varia de acordo com a planta), evaporará, restando apenas o óleo essencial, que é coletado. Caso se deseje um maior rendimento, pode-se repetir a operação. Os óleos essenciais extraídos dessa forma são identificados pela inscrição "CO₂" no rótulo.

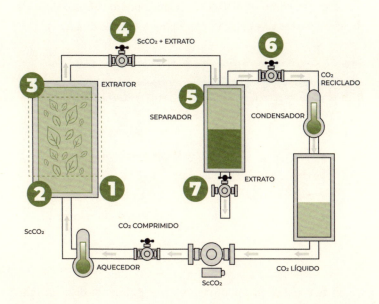

Figura 5. Processo de extração supercrítica por dióxido de carbono.

ÓLEOS VEGETAIS E DEMAIS CARREADORES

Por serem extremamente concentrados e dotados de diversos princípios ativos, os óleos essenciais não devem ser usados puros sobre a pele, sob risco de irritação e/ou sensibilização, e também para evitar o desperdício, uma vez que, sendo voláteis, evaporam rapidamente. Para tornar seu uso mais seguro e econômico, usamos veículos carreadores, entre os quais os óleos vegetais são os mais naturais e de natureza mais semelhante à dos óleos essenciais, por serem lipofílicos.

Os óleos vegetais também podem ser chamados de óleos graxos e são muito fáceis de aplicar, deslizando agradavelmente sobre a pele do corpo todo, inclusive sobre os cabelos. Esses óleos, assim como os óleos essenciais, podem ser extraídos de diversas partes das plantas, conforme mostra o quadro 3.

Quadro 3. Óleos vegetais e partes das plantas das quais são extraídos.

PARTE DA PLANTA	ÓLEO VEGETAL
Noz	De amêndoas, argan, castanha, damasco, macadâmia
Flor	De calêndula
Polpa	De abacate, açaí, buriti, coco
Germe	De trigo
Resina	De copaíba
Semente	De andiroba, chia, gergelim, girassol, jojoba, linhaça, mamona/rícino, maracujá, pracaxi, prímula, rosa-mosqueta, sucupira, uva

Os óleos vegetais são compostos principalmente de triacilgliceróis, que são ésteres de ácidos graxos e glicerol, e, ao contrário dos óleos essenciais, não são voláteis, exceto em altas temperaturas e sob vácuo (Antoniassi; Freitas, 2021). Eles resultam da hidrólise de lipídios presentes em vegetais (Mazzuco, 2021) e em geral são obtidos por prensagem a frio em equipamentos semelhantes a moedores de carne, saindo de um lado o óleo bruto e do outro o bagaço, que também tem valor comercial, podendo ser vendido em cápsulas como suplemento, adubo ou ração animal.

Os ácidos graxos mais comuns nos óleos vegetais são:

- ácido palmitoleico;
- ácido oleico;

- ácido linoleico;
- ácido linolênico;
- ácido esteárico;
- ácido palmítico.

O que varia entre os óleos vegetais é a proporção dos ácidos graxos, que confere propriedades específicas para cada um, além dos componentes minoritários, que também acabam fazendo bastante diferença. Conhecer cada óleo vegetal e medir sua ação torna seu uso muito mais agradável e a escolha muito mais apurada, valorizando o produtor e a empresa que o comercializa.

Outros veículos carreadores podem ser cremes, loções e géis neutros, incluindo o gel de aloe vera, que, como já mencionado, em geral já vem com algum emulsificante, o que o torna pronto para a diluição de óleos essenciais. O veículo que propicia mais absorção dos óleos essenciais pela pele é o gel, por ser hidrossolúvel e, assim, não ter muita afinidade com os óleos essenciais, permitindo que estes "corram" para dentro da pele e para o sangue (este, sim, mais lipossolúvel). Depois vêm a loção, o creme e, enfim, o óleo vegetal, que fica por último justamente pela sua alta afinidade com os óleos essenciais, ou seja, os óleos essenciais demoram um pouco a se "desgarrar" dos óleos vegetais até, enfim, penetrar na pele (Tisserand; Young, 2014). Os óleos vegetais mantêm os óleos essenciais na superfície da pele por mais tempo, evitando que estes evaporem muito rápido, e assim ajudam na terapêutica. Nesse sentido, misturar creme, gel, óleo vegetal e óleos essenciais pode ser muito bom, tanto para hidratar quanto para potencializar a penetração dos óleos essenciais e proteger a pele contra a desidratação. Manteigas vegetais desempenham o mesmo papel que os óleos vegetais, com a diferença de se encontrarem no estado sólido em temperatura ambiente, necessitando ser amornadas ou colocadas em banho-maria para que se misturem aos demais ingredientes.

QUALIDADE DOS ÓLEOS VEGETAIS

Normalmente nos preocupamos em adquirir óleos essenciais de qualidade, não adulterados e às vezes até orgânicos. Com os óleos vegetais, esses cuidados devem ser exatamente iguais. É preciso que os óleos vegetais sejam prensados a frio, extra-virgens e de procedência conhecida – evite óleos refinados de supermercado, que são extraídos com solventes e a quente, perdendo a maior parte de suas qualidades (Ramadan, 2019). O ideal é adquirir os óleos vegetais em pequenas quantidades, para evitar que rancifiquem, ou mantê-los refrigerados, embora alguns solidifiquem a baixas temperaturas, como o de pracaxi, o de babaçu e o de coco, sendo necessário amorná-los para o uso. Válvulas dosadoras são também recomendadas, pois evitam o contato com o ar, retardando a rancificação.

Cada óleo vegetal possui características únicas, como cor, aroma e sabor, e em geral são bem absorvidos pela pele. Conhecendo essas características, é mais fácil identificar um óleo vegetal puro, pois em geral os adulterados são mais claros, mais viscosos (alguns como rícino/mamona, coco e andiroba são naturalmente mais densos), deixando um resíduo não absorvido na pele, além de terem menos odor e sabor – alguns chegam a ter cheiro e gosto de óleo de cozinha, o que denuncia adulteração com óleo de soja ou de milho.

Também pode ocorrer adulteração com óleo mineral, que não tem odor nem cor e torna o produto final bem mais barato que os óleos vegetais puros (poucos são os óleos vegetais puros com preço baixo, e por isso este nunca deve ser um critério de escolha na hora da compra – o ideal é que se conheça o fornecedor). O óleo mineral, bem como outros petrolatos, bloqueia os poros da pele, ou seja, é comedogênico e propicia o aparecimento de cravos e espinhas (Lis-Balchin, 2006). Antes de adquirir qualquer produto cosmético, deve-se ler atentamente a composição e procurar por derivados de petróleo, em geral em maior quantidade do que os alegados óleos vegetais, que aparecem ao final da composição, o que indica que estão presentes em pequenas concentrações.

A legislação brasileira já contempla uma instrução normativa que estabelece, para vários óleos vegetais, a composição de ácidos graxos, valores máximos de acidez e índice de peróxidos (Ministério da Saúde, 2021), e é bom conhecer esses indicadores para poder exigir seu cumprimento pelas empresas. A acidez indica a deterioração pela presença de ácidos graxos livres provenientes da hidrólise de triacilgliceróis, que é acelerada pelo aquecimento ou pela exposição à luz, ou seja, a acidez avalia o estado de conservação do produto. Já o índice de peróxidos é um método para medir o estado de oxidação, pois os peróxidos são os primeiros compostos formados quando uma gordura se deteriora (Dors, 2022).

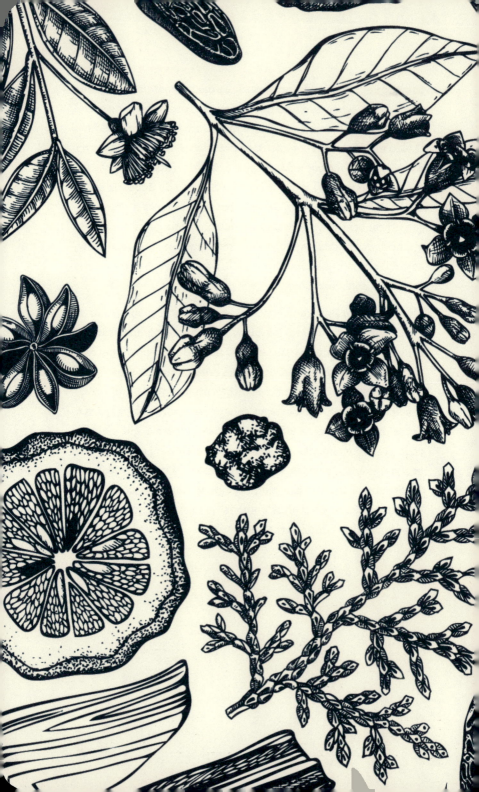

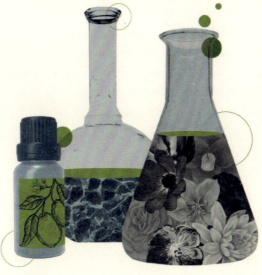

A QUÍMICA DOS AROMAS

Aromas e propriedades dos óleos essenciais estão relacionados às suas composições químicas, verdadeiras sinfonias de cheiros, fazendo com que cada óleo possua características únicas. E não apenas isso: a composição não é só uma impressão digital, ela conta também um pouco da história da planta (Harrisson, 2018) – seu estágio de maturidade, as mudanças de estação por que passou, se recebeu mais ou menos chuva, mais ou menos sol, se a ela foram aplicados fertilizantes, além de indicar a altitude e o solo onde está a plantação (Lis-Balchin, 2006).

Muito se tem estudado a fim de entender todo o potencial curativo dos óleos voláteis e aromáticos. O escopo da aromaterapia é muito mais amplo do que a química dos óleos essenciais em si, mas compreendê-la pode auxiliar na escolha para o uso terapêutico e inclusive na avaliação de contraindicações. Vale lembrar aqui que um óleo essencial é maior do que a soma de suas partes e que devemos sempre considerar o todo, a riqueza sinérgica de dezenas de constituintes químicos, com o intuito de curar nosso corpo e nossa mente.

Os óleos essenciais são metabólitos secundários de plantas, as quais dependem deles para se proteger; nós, humanos, dependemos das plantas para nos manter vivos e podemos também nos beneficiar desses metabólitos para viver melhor. O mais intrigante e fascinante nesses metabólitos secundários é que seus múltiplos constituintes têm a capacidade de reagir com várias células receptoras de nosso organismo, diferentemente das moléculas sintetizadas nas drogas farmacêuticas, de ação unidimensional, com apenas um receptor. Isso significa que os óleos essenciais são como uma chave que se encaixa em muitas fechaduras, possibilitando inúmeros resultados. Essa é uma das principais explicações para o fato de ser mais difícil que uma bactéria crie resistência a óleos essenciais do que a drogas alopáticas (Harrisson, 2018).

FAMÍLIAS E GRUPOS QUÍMICOS

Conforme a aromaterapia foi ganhando espaço como terapia de cura, especialmente na França (onde o uso dos óleos essenciais desde o princípio e até hoje se concentra mais no tratamento, e não na prevenção, e é muito mais aplicado por médicos), foi se intensificando a necessidade por evidências científicas, o que resultou na publicação do *L'aromathérapie exactment*, de Pierre Franchomme e Daniel Pénöel. Esses autores se basearam em dois aspectos dos óleos essenciais, a polaridade e a resistência elétrica, para criar um gráfico em bolhas descrevendo a teoria dos grupos funcionais, conforme ilustrado por Jimm Harrisson no livro *Easy essential oil chemistry: unlock the healing potential of essential oils* (figura 1).

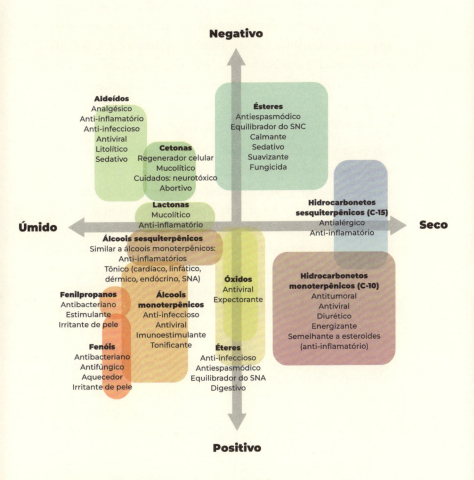

Figura 1. Diagrama estrutura-efeito: propriedades.
Fonte: adaptado de Harrisson (2018).

O diagrama é estruturado de acordo com análises científicas da carga eletromagnética e polaridade dos componentes individuais dos óleos essenciais. Sendo assim, componentes mais eletronegativos, ou seja, acima da linha horizontal, possuiriam ação mais calmante, enquanto componentes mais eletropositivos, ou abaixo da linha horizontal, teriam ação mais energizante ou estimulante. A polaridade é referente à habilidade de se ligar à água: quanto mais polar (mais à esquerda do eixo vertical), mais hidrofílico, e quanto menos polar (mais à direita do eixo vertical), mais seco, menos capaz de se ligar com a água, isto é, menos hidrofílico, e mais lipofílico (Harrisson, 2018).

Esse diagrama é um guia visual útil para aprender a estrutura de um óleo essencial de acordo com seus constituintes, sua família química e suas propriedades terapêuticas (Harrisson, 2018), bastando desenhar um diagrama somente com as bolhas e depois: 1) identificar e listar os grupos de acordo com o quadro 1, a seguir, bem como os constituintes de determinado óleo essencial, alocando cada um em sua respectiva bolha; 2) anotar ao lado de cada constituinte as suas porcentagens; 3) avaliar o potencial de ação terapêutica do óleo essencial (Harrisson, 2018).

Quadro 1. Grupos e principais compostos químicos.

GRUPOS DE COMPOSTOS	COMPOSTOS INDIVIDUAIS
Hidrocarbonetos monoterpênicos	alfafelandreno/betafelandreno
	alfaocimeno/betaocimeno
	alfapineno/betapineno
	alfatujeno
	betamirceno
	d-limoneno
	paracimeno
	sabineno

(cont.)

GRUPOS DE COMPOSTOS	COMPOSTOS INDIVIDUAIS
Hidrocarbonetos sesquiterpênicos	bergamoteno
	bisaboleno
	cadineno
	camazuleno
	cariofileno
	cedreno
	copaeno
	elemeno
	farneseno
	humuleno
Álcoois monoterpênicos	borneol
	geraniol
	linalol
	mentol
	nerol
	terpineno-4-ol
	terpineol
	tujanol
Álcoois sesquiterpênicos	(-)alfabisabolol
	cedrol
	farnesol
	nerolidol
	santalol
	viridiflorol
Aldeídos	citral
	citronelal
	cuminal
	decanal
	geranial
	neral
	octanal

(cont.)

GRUPOS DE COMPOSTOS	COMPOSTOS INDIVIDUAIS
Ésteres	acetato de benzila
	acetato de geranila
	acetato de linalila
	acetato de nerila
	angelato de isobutila
	formato de citronelila
	geranil tigate
	n-metil antranilato
Cetonas	cânfora
	cedrona
	mentona
	piperitona
	r-carvona
	s-carvona
	tujona
	verbenona
Fenóis	carvacrol
	timol
Óxidos	1,8-cineol
	óxido de cariofileno
	óxido de rosa
Éteres	anetol
	metil-chavicol
	metil-eugenol
	miristicina
Fenilpropanoides quentes	cinamaldeído
	eugenol

Como a maioria das moléculas de organismos vivos, as dos óleos essenciais são formadas de átomos de hidrogênio e carbono. Algumas também contêm átomos de oxigênio, outras contêm átomos de enxofre, e outras, ainda, átomos de nitrogênio (Bowles, 2003). As moléculas são representadas em fórmulas que indicam a quantidade de cada átomo, sempre na ordem: primeiro os carbonos, depois os hidrogênios e depois o oxigênio. É como a simples fórmula que conhecemos da molécula de água, H_2O, que representa dois átomos de hidrogênio e dois de oxigênio – neste caso não há carbono. A maioria dos óleos essenciais tem uma longa cadeia de carbonos e requer formas abreviadas de representação (Bowles, 2003).

Podemos agrupar os óleos essenciais em três grandes grupos de acordo com as combinações dos átomos (quadro 2).

Quadro 2. Óleos essenciais classificados conforme combinação dos átomos.

HIDROCARBONETOS TERPÊNICOS	COMPOSTOS OXIGENADOS	DERIVADOS DE FENILPROPANO
Monoterpenos	Álcoois monoterpênicos	Éter
Sesquiterpenos	Álcoois sesquiterpênicos	Fenilpropanos
	Fenóis	
	Aldeídos	
	Cetonas	
	Ésteres	
	Óxidos	
	Lactonas	
	Cumarinas	

Os terpenos são biossintetizados via ácido mevalônico e compostos por múltiplos de cinco carbonos cada, chamados de isoprenos, começando pelos monoterpenos (2 isoprenos), seguidos pelos sesquiterpenos (3 isoprenos), diterpenos (4 isoprenos), triterpenos (6 isoprenos) e tetraterpenos (8 isoprenos). Mas calma! Não nos aprofundaremos na química dos óleos essenciais. Deixaremos a estrutura química, a polaridade, a solubilidade e a reatividade para quem for fazer uma formação completa em aromaterapia. Aqui apenas mencionaremos alguns desses conceitos para ajudar na compreensão de um tema ou trazer algum fato curioso, por exemplo: em relação à polaridade, terpenos e sesquiterpenos são não polares e por isso não se misturam com a água, que é polar. Entretanto, monoterpenóis e sesquiterpenóis, por terem átomos de oxigênio (polares em seu grupo funcional hidroxila), podem até se misturar parcialmente à água, talvez se ela estiver morna e se a mistura for agitada, criando uma nuvem dispersa na água.

Em relação à solubilidade em álcool, como este é um solvente polar e não polar ao mesmo tempo, mistura-se tanto à água quanto aos óleos essenciais, permitindo que até óleos essenciais não polares incorporem-se à água, num fenômeno chamado emulsificação. Nesse processo, é possível diferenciar quando há menos óleo e mais água, formando uma loção, e mais óleo e menos água, formando um creme, sempre com aspecto esbranquiçado. Emulsificantes conhecidos são as lecitinas e os detergentes. Em nosso corpo, acredita-se que os óleos essenciais penetrem com facilidade pela pele através das membranas celulares lipofílicas e sejam emulsificados em lipoproteínas como o colesterol.

Monoterpenos e sesquiterpenos compõem a maior classe de moléculas dos óleos essenciais e são formados por átomos de hidrogênio e carbono. Quando átomos de oxigênio são adicionados a essas moléculas, elas passam a ser chamadas de monoterpenóis e sesquiterpenóis, respectivamente. Terpenos evaporam facilmente (abaixo de 100°C), de modo que na pele sumirão rapidamente, a menos que se cubra a área. Por outro lado, funcionam bem por inalação. São bastante inflamáveis e bem menos densos que a água. São bem perceptíveis ao olfato, sejam agradáveis ou não (Bowles, 2003).

Os monoterpenos têm o sufixo -eno em seus nomes. São bastante voláteis, ou seja, evaporam rapidamente, muitas vezes antes de penetrarem na pele. Por serem altamente reativos ao oxigênio do ar, é importante manter os frascos bem fechados e longe do calor e da luz, que aceleram sua degradação. Geralmente são irritantes e sensibilizantes da pele, especialmente quando oxidados. O d-limoneno é um monoterpeno bem conhecido e encontrado na maioria dos óleos essenciais (Steffens, 2010). Veja no quadro 5 exemplos de óleos essenciais de acordo com suas classificações.

Sesquiterpenos também têm a terminação -eno nas denominações, são bem menos voláteis que os monoterpenos e têm notas médias e de base na perfumaria. Mais densos e viscosos, demoram a pingar do frasco, necessitando de uma leve amornada para escorrerem com maior facilidade. Ao contrário dos monoterpenos, não irritam a pele com facilidade nem quando oxidados (Bowles, 2003).

Os compostos oxigenados são os monoterpenos e sesquiterpenos com um grupo funcional ligado a eles, podendo cada molécula participar de mais de um grupo, dependendo de suas propriedades.

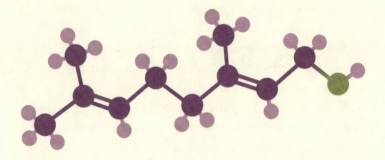

Figura 2. Estrutura molecular do geraniol ($C_{10}H_{18}O$), um álcool monoterpênico.

Álcoois monoterpênicos possuem a terminação -ol, são suaves para a pele e para as membranas mucosas e apresentam ação anti-infecciosa, antifúngica, analgésica, sedativa (lavanda) e antiespasmódica, com raros efeitos tóxicos quando em uso não oral. Alguns são levemente irritantes para a pele (palmarosa) (Bowles, 2003).

Álcoois sesquiterpênicos são geralmente bem viscosos e duros de escorrer (como ocorre com o patchuli e o sândalo), o que também auxilia na identificação da pureza do óleo essencial. O odor é suave, amadeirado e terroso. Suas moléculas, de tamanho grande, penetram na pele bem lentamente, o que pode ser uma vantagem quando se deseja uma ação mais prolongada do óleo essencial. Esses álcoois apresentam propriedades anti--inflamatórias (por exemplo, a camomila-azul), potencialmente antiepiléticas (sândalo-amíris), anticancerígenas (estudos *in vitro*) e antivirais, idealmente de forma preventiva. São ainda menos irritantes que os álcoois monoterpênicos. Também possuem a terminação -ol nas denominações (Bowles, 2003).

Fenóis reagem como ácidos fracos, o que faz deles mais antibacterianos e mais irritantes à pele e às membranas mucosas. Sua nomenclatura também termina em -ol. Por terem alto ponto de ebulição, acima de 200°C, podem se cristalizar em temperatura ambiente, o que os torna pouco voláteis. Possuem aroma forte e pungente – quem conhece o óleo essencial de tomilho sabe como é. Muito reativos, demandam cuidado no uso, especialmente pela possibilidade de causarem danos à estrutura da pele – eles são os mais irritantes para a pele e as membranas mucosas, podendo causar dermatite e sensibilização. Deve-se evitar o uso de óleos contendo fenóis em sua composição quando se tem o fígado comprometido, uma vez que, da mesma forma que o paracetamol, os fenóis esgotam a glutationa, uma molécula altamente antioxidante produzida pelo fígado, reduzindo sua função. Como seus constituintes são mais estimulantes, é de se esperar que tenham um efeito rubefaciente, ou seja, que provoquem vermelhidão na pele, com aumento da circulação sanguínea local, sendo indicados para quem tem má circulação, mãos e pés frios. Sua ação anti-infecciosa torna os fenóis apropriados para tratar bolhas, acne, candidíase, entre outras indicações, mas é preciso estar atento à concentração para não irritar ou sensibilizar o local (Bowles, 2003).

A nomenclatura dos aldeídos pode ser composta de duas formas: uma começando pela palavra "aldeído" seguida do seu nome comum – por exemplo, aldeído de cominho – e outra levando o sufixo -al ao final. Dois exemplos de aldeídos são o neral e o geranial, que ocorrem sempre juntos, e por isso ganharam um apelido, citral, mais comum no jargão dos aromaterapeutas. Esses dois aldeídos, presentes nos óleos essenciais de capim-limão e litsea cubeba, bem como o aldeído cinâmico (canela casca), devem ser usados com parcimônia em cosméticos para a pele, pois mesmo em baixas concentrações podem causar reações dérmicas em quem tem pele mais sensível. Além disso, da mesma forma que os fenóis, o cinamaldeído pode comprometer a atividade do fígado. Por outro lado, possui propriedades calmantes e sedativas do sistema nervoso, anti-infecciosas e contra fungos oportunistas em doenças imunossupressoras. Também se observa ação antimelanoma em alguns óleos de folhas, como de orégano, tomilho e manjerona.

Cetonas têm denominações sempre terminadas em -ona; no caso da cânfora, no entanto, originalmente chamada 2-bornanona, é o nome popular, usado há séculos, que prevalece. Similarmente aos fenóis, cetonas possuem alto ponto de ebulição e, portanto, podem ocorrer em forma de cristais em temperatura ambiente (como a cânfora sintética vendida nas farmácias, por exemplo). Cetonas não causam danos, a não ser se ingeridas, entretanto o uso diário pode levar a um efeito cumulativo no corpo. São indicadas para promover a atividade mucolítica do sistema respiratório e até do sistema geniturinário e também como cicatrizantes (prevenindo formação de queloide e excesso de pele cicatricial), anti-hematomas (por exemplo, o óleo de immortelle) e antivirais. Alguns óleos essenciais ricos em cetonas podem provocar convulsões, danos ao fígado e ao sistema nervoso central, a exemplo dos óleos de artemísia, absinto, sálvia-comum, tanaceto, tuia, poejo, ho leaf qt. cânfora, alecrim qt. cânfora e hissopo (Bowles, 2003).

Ésteres são uma combinação de álcoois e ácidos, e por isso sua denominação é composta pelo nome do ácido mais -ato no primeiro nome, seguido do nome do álcool tirando a terminação -ol e ganhando a terminação -ila no segundo nome. Por exemplo: acetato de linalila, encontrado nos óleos essenciais de lavanda, bergamota, sálvia-esclareia, pau-rosa, entre outros. Os ésteres podem causar sensibilização na pele se usados de forma prolongada, e os mais conhecidamente tóxicos são o salicilato de metila e o acetato de sabinila – o primeiro pode ser encontrado no óleo essencial de wintergreen e confere o cheiro característico de um famoso gel para dores musculares; o segundo é a razão da restrição de diversos óleos essenciais, já que é embriotóxico e danoso ao fígado (em testes com ratos). Os ésteres apresentam efeitos antiespasmódicos, sedativos, equilibradores do sistema nervoso simpático e do sistema endócrino e anti-inflamatórios (Bowles, 2003).

Éteres têm em sua nomenclatura a terminação -il no primeiro nome e -ol no segundo nome, dependendo do fenol e de onde é originado. Também pode-se adicionar -oxi para indicar a presença de um grupo oxigenado, e pode haver ainda a terminação -ol, como em estragol, cineol e eugenol, até porque alguns constituintes fazem parte de mais de um grupo funcional. Somente com a prática pode-se entender melhor a forma de nomear os éteres, que, como se vê, não é óbvia. Alguns desses éteres possuem efeitos alucinógenos e tóxicos dependendo da dose por ingestão, mas são seguros nas dosagens usuais aplicadas na pele. São exemplos de éteres a cânfora amarela e a marrom, que possuem safrol, o qual, em doses diárias e no longo prazo, pode ser carcinogênico para o fígado. Alguns éteres são mais tóxicos em razão de seus metabólitos do que de sua composição original e também pelo fato de permanecerem mais tempo intactos no organismo devido à sua estrutura molecular. Efeitos antiespasmódicos foram observados no uso do óleo de funcho-doce, o que se atribui ao éter anetol. Ao trans-anetol, atribuem-se propriedades anestésicas por conta do eugenol. Este, por sua vez, é encontrado no óleo de cravo e provou ser um ótimo antibacteriano e analgésico, por isso é muito usado por dentistas e em enxaguantes bucais (Bowles, 2003).

Óxidos têm a terminação -ol em algumas das moléculas, enquanto outras recebem o nome "óxido" mais o nome da molécula de onde derivam, como o óxido de linalol. Apresentam odor forte, mesmo em quantidades pequenas, e propriedades expectorantes e anti-inflamatórias. O óxido mais comum é o 1,8-cineol, encontrado no óleo de eucalipto globulus, no de alecrim, entre outros, e, embora essa informação pareça contraditória, pode piorar algumas condições respiratórias, como asma, por ser muito irritante para as membranas mucosas. Também pode provocar ataxia (perda de coordenação motora), fala arrastada, perda de consciência e convulsões. Todos esses motivos levam os óleos essenciais que contêm grandes quantidades de 1,8-cineol a serem contraindicados para crianças abaixo de 10 anos. Veja o quadro 3 com os óleos essenciais mais comuns que contêm 1,8-cineol e os óleos que podem substituí-los em caso de questões respiratórias em crianças. Outro óxido, o mentofurano, encontrado nos óleos de menta e poejo, é classificado como tóxico para o fígado (Bowles, 2003).

Quadro 3. Ficha de segurança n° 1.

ÓLEOS ESSENCIAIS MAIS COMUNS COM GRANDE QUANTIDADE DE 1,8-CINEOL – EVITAR EM CRIANÇAS ABAIXO DE 10 ANOS	ÓLEOS ESSENCIAIS PARA O TRATO RESPIRATÓRIO SEM QUANTIDADES REPRESENTATIVAS DE 1,8-CINEOL*
Alecrim qt. cânfora	Cedro-do-atlas
Alecrim qt. cineol	Cipreste
Cajeput	Copaíba
Cardamomo	Gengibre
Eucalipto globulus	Limão-siciliano
Eucalipto radiata	Manjerona
Fragônia	Mirra
Hissopo qt. linalol	Olíbano
Ho leaf qt. cineol	Pimenta-negra
Lavanda spike	Pinho
Louro folha	Ravensara

(*cont.*)

ÓLEOS ESSENCIAIS MAIS COMUNS COM GRANDE QUANTIDADE DE 1,8-CINEOL – EVITAR EM CRIANÇAS ABAIXO DE 10 ANOS	ÓLEOS ESSENCIAIS PARA O TRATO RESPIRATÓRIO SEM QUANTIDADES REPRESENTATIVAS DE 1,8-CINEOL*
Manjericão-santo	Sândalo-indiano
Niaouli qt. cineol	Tea tree qt. terpineno-4-ol
Rosalina	
Tea tree	

* Lawless (1995).

Lactonas têm denominações terminadas em -lactona ou em -in ou -ine, mas são mais conhecidas pelos seus nomes comuns, por conta de suas extensas nomenclaturas. Podem sensibilizar a pele, interferir no metabolismo de medicamentos pelo fígado e ter efeitos expectorantes, antimaláricos, anti-inflamatórios e analgésicos.

Cumarinas, da mesma forma que as lactonas, são mais conhecidas por seus nomes comuns. Suas moléculas podem pertencer a outros grupos funcionais e, consequentemente, ter funções diferenciadas, como sedativa e antiespasmódica, além de propriedades benéficas para o coração. Em sua nomenclatura pode ser encontrada a terminação -ina, caso da furanocumarina, presente na bergamota e responsável por sua fototoxicidade. Como as cumarinas são pouco voláteis, não são encontradas em óleos essenciais extraídos por destilação a vapor – praticamente não há óleos essenciais com grandes concentrações de cumarinas. No caso da bergamota, como seu óleo essencial é extraído por espremedura, as furanocumarinas acabam fazendo parte da composição total, e apenas quando são removidas é que o óleo oferece menos risco. O que acontece é que a furanocumarina, quando em contato com a pele, se liga ao DNA das células responsáveis pela produção da melanina, um pigmento que age na proteção contra raios UV, inativa enzimas e peroxida gorduras insaturadas, permitindo que os raios UV causem um dano muito maior, hiperproduzindo melanina, causando inflamação e queimaduras severas (Bowles, 2003). Comete um erro quem acredita que o óleo essencial de bergamota pode ser usado para bronzear, pois na verdade ele pode ser fotocarcinogênico, mesmo em pequenas concentrações – tanto que o limite em cosméticos é menor do que 0,0015% (Tisserand; Young, 2014).

No quadro 4 estão listados os óleos essenciais que possuem fator de fotossensibilização e a quantidade máxima recomendada para uso seguro na pele (sempre diluídos em alguma base).

Quadro 4. Ficha de segurança n° 2.

ÓLEO ESSENCIAL	% MÁXIMO	GOTAS/10 ML DE BASE
Arruda	0,15%	0,5**
Bergamota*	0,4%	1
Lima/limão-taiti*	0,7%	2
Angélica (raiz)	0,8%	2
Laranja-azeda ou amarga*	1,25%	3
Limão-siciliano*	2%	6
Grapefruit*	4%	12

(*) Apenas extraídos por espremedura.

(**) Em outras palavras, uma gota para cada 20 de mL de base.

Fonte: Tisserand e Young (2014).

É importante ressaltar que: 1) ao ultrapassar esses limites, deve-se evitar a exposição direta a raios UV por pelo menos doze horas; 2) esses limites se aplicam a produtos cosméticos, exceto produtos de enxágue, como xampu e sabonete líquido (Tisserand; Young, 2014), cujo uso é seguro.

Fenilpropanos são uma segunda classe de componentes encontrados nos óleos essenciais, com uma estruturação, dentro da planta, diferente dos terpenos. Sua nomenclatura pode terminar com -ol ou -aldeído. São muito potentes, anti-infecciosos, mas potencialmente irritantes e prejudiciais ao sistema nervoso central.

Outros grupos não tão significativos para a aromaterapia contemplam os ácidos, bem raros, mas presentes em hidrolatos por sua solubilidade; e os compostos sulfúricos, que não são nem mono nem sesquiterpenos, não pertencem aos grupos funcionais nem aos derivados de fenilpropano. Esses compostos são extremamente reativos e contêm enxofre, apresentando, por conta disso, aromas pouco apreciados, a exemplo dos óleos essenciais de alho, cebola e alho-poró. Podemos citar, ainda, os compostos nitrogenados, que também são muito raros. Além disso, há muitos outros compostos ainda não identificados – os constituintes-traço, que felizmente estão recebendo cada vez mais atenção, pois também possuem suas propriedades e completam a identidade de cada óleo essencial, tornando cada um deles único, o que se alinha à forma individualizada como devem ser indicados, como preconiza a aromaterapia holística.

O quadro 5 lista algumas moléculas, suas propriedades, contraindicações e os principais óleos essenciais que as contêm.

Quadro 5. Grupos funcionais: características e exemplos.

GRUPOS FUNCIONAIS	MOLÉCULAS	PROPRIEDADES	CONTRAINDICAÇÕES	ÓLEOS ESSENCIAIS
Monoterpenos	Limoneno, terpineno, paracimeno, alfapineno, sabineno, canfeno, pineno, canfeno, mirceno, delta-3-careno	Antisséptico, analgésico, descongestionante, estimulante, antiviral, tônico geral, mucolítico, dissolve cálculos biliares, tratamento preventivo de câncer	Irritante para a pele, caso oxidado; irritante para o sistema respiratório; potencialmente nefrotóxico	Óleos cítricos, pinho, junípero, pimenta-negra, cipreste, alecrim, citronela, eucaliptos
Sesquiterpenos	Camazuleno, betacariofileno, zingibereno, farneseno, bisaboleno, germacreno-D, humuleno, terpinoleno, elemeno	Anti-inflamatório, anti-infeccioso, descongestionante, antitumoral	Irritante para a pele, caso oxidado	Vetiver, patchuli, musgo de carvalho, mirra, camomila--azul, immortelle, cravo-da-índia, rosa, copaíba, pimenta-negra, gengibre, orégano, ylang-ylang, tea tree, bergamota, cedro-da-virgínia
Álcoois monoterpênicos	Linalol, terpineno-4-ol, mentol, geraniol, borneol, esclareol, citronelol, alfa-terpineol	Anti-infeccioso, analgésico, sedativo, antiespasmódico, expectorante, anti-inflamatório	Alguns podem ser levemente irritantes para a pele	Lavanda, ho leaf, pau-rosa, manjericão, tea tree, manjerona, noz-moscada, hortelã-pimenta, palmarosa, citronela, gerânio, lavandim, néroli, rosa
Álcoois sesquiterpênicos	Farnesol, viridiflorol, patchulol, betassantalol, betaeusdemol, santalol, zingiberenol, vetiverol, cedrol, carotol	Anti-inflamatório, anticâncer, antiviral, antibacteriano, antiespasmódico, relaxante arterial, antimalárico	Relativamente inofensivo	Jasmim, ylang--ylang, rosa, niaouli, patchuli, sândalo-indiano, sândalo-amíris, gengibre, vetiver, cedro-da-virgínia

(cont.)

GRUPOS FUNCIONAIS	MOLÉCULAS	PROPRIEDADES	CONTRAINDICAÇÕES	ÓLEOS ESSENCIAIS
Fenóis	Timol, carvacrol, eugenol, chavicol	Antibacteriano, anti-infeccioso, rubefaciente, antifúngico, antimelanoma, anti-inflamatório, responsável por baixar o colesterol	Irritante e sensibilizante para a pele, membranas mucosas e fígado comprometido	Tomilho, orégano, cravo botão, ajowan, louro, canela folhas
Aldeídos	Trans-2-henenal, citronelal, neral, geranial, cinamaldeído	Calmante, sedativo, anti-infeccioso, antimelanoma, vasodilatador, hipotensivo	Sensibilizante para a pele; pode promover o comprometimento enzimático do fígado	Manjerona, sálvia-esclareia, eucalipto citriodora, citronela, litsea cubeba, melissa, capim-limão, gengibre, limão-siciliano, citronela
Cetonas	Mentona, cânfora, tuiona, verbenona, jasmona, pinocanfona, piperitona, tagetona, carvona	Mucolítico, cicatrizante, anti-hematomas, vasodilatador, antiviral, antiespasmódico	Neurotóxico, exceto a carvona	Hortelã-pimenta, gerânio bourbon, alecrim, aquileia, lavanda spike, tuia, artemísia, tanaceto, cânfora branca, hortelã--verde, poejo, arruda, turmérico, hissopo, alcaravia
Ésteres	Acetato de linalila, benzoato de benzila, angelato de isobutila, salicilato de metila, acetato de benzila, acetato de nerila	Antiespasmódico, sedativo, anti-inflamatório, analgésico, equilibrante, harmonizante, antifúngico	Sensibilizante para a pele no uso prolongado; embriotóxico e tóxico para o fígado	Sálvia-esclareia, lavanda, bergamota, narciso, jasmim (absoluto), ylang-ylang, camomila-romana, lavandim, petitgrain

(*cont.*)

GRUPOS FUNCIONAIS	MOLÉCULAS	PROPRIEDADES	CONTRAINDICAÇÕES	ÓLEOS ESSENCIAIS
Éteres	Metil-chavicol, Metil-timol, metil-eugenol, eugenol, safrol, apiol, anetol, miristicina, elimicina	Antiespasmódico, anestésico, anti-infeccioso	Carcinogênico do fígado; psicotrópico	Manjericão, estragão, funcho-doce, anis-estrelado, cravo, rosa-damascena, anis
Óxidos	1,8-cineol, mentofurano, óxido de rosa	Expectorante, descongestionante, anti-inflamatório, anti-infeccioso, antiviral, bactericida e vermicida	Neurotóxico; tóxico para o fígado; irritante para o sistema respiratório	Eucalipto globulus, cardamomo, lavanda spike, sálvia-comum, alecrim, hortelã-pimenta, gerânio, rosa-damascena
Lactonas	Helenalina, nepetalactona, alantolactona, delta-jasmim lactona	Expectorante, mucolítico, antimalárico, anti-inflamatório e analgésico	Sensibilizante para a pele; promove o comprometimento enzimático do fígado	Jasmim
Cumarinas	Cumarina, herniarina, umbeliferona	Sedativo; efeitos cardiovasculares; antiespasmódico, antilinfedema	Anticoagulante, fotossensibilizante	Bergamota
Fenilpropanos	Cinamaldeído, benzaldeído, metil-vanilina	Anti-infeccioso, carminativo, digestivo, antibacteriano, antiparasita	Irritante para a pele e membranas mucosas	Canela (folhas), cravo

Conhecendo a constituição química de determinado óleo essencial, as quantidades dos compostos e as classificações conforme o quadro apresentado, é possível posicioná-los em suas respectivas "bolhas" (figura 1) e assim compreender suas ações terapêuticas pela representatividade de cada uma delas. Entretanto, esse é apenas um dos critérios para escolhermos um ou mais óleos essenciais para determinada finalidade, usado quando não se conhece ou nunca se utilizou determinado óleo essencial. É importante, porém, não deixar de lado os usos popularmente conhecidos nem descartar (caso haja) sua experiência pessoal com aquele óleo (Harrisson, 2018). É uma visão reducionista definir um óleo essencial apenas por seus constituintes isolados. Ele deve ser enxergado como uma sinergia em si, com seus constituintes majoritários e minoritários, considerando não só variações entre safras e regiões (o que pode mudar consideravelmente as composições), mas o principal componente nisso tudo: a pessoa que vai utilizar o óleo, com suas características, necessidades, preferências, histórias e condições de saúde únicas. O que funciona para um pode não funcionar para outro – ou funcionar até melhor. Este é um dos encantos da aromaterapia: sua natureza adaptável, que a impede de se tornar uma medicina massificada, desprovida de um olhar sensível e amoroso.

QUIMIOTIPOS

Quimiotipos são variações na composição química de um óleo essencial dentro de uma mesma espécie botânica, ocorrendo basicamente por conta de diferenças na localidade em que a planta é cultivada e seu óleo essencial é extraído, o que reflete clima, tipo de solo, estágio de vida da planta e até mesmo o horário do dia em que é feita a colheita. Todos esses fatores fazem com que os constituintes mudem de tal forma que as propriedades terapêuticas são afetadas.

O óleo essencial de alecrim (*Rosmarinus officinalis*) é um dos que mais possuem quimiotipos conhecidos: 1,8-cineol, cânfora, verbenona, alfapineno, canfeno e mirceno, sendo os três primeiros os mais comuns (Satyal *et al.*, 2017). Neste caso especificamente, até se criou uma numeração para facilitar a identificação, sendo qt. 1 o quimiotipo cânfora, mais predominante na Espanha; qt. 2 o 1,8-cineol, encontrado tanto na Tunísia quanto no Marrocos; e qt. 3 o verbenona, da França. Veja a comparação entre esses quimiotipos no quadro 6.

Quadro 6. Quimiotipos mais comuns do óleo essencial de alecrim e concentrações de seus constituintes.

CONSTITUINTES	QUIMIOTIPOS		
	CÂNFORA - QT. 1	1,8-CINEOL - QT. 2	VERBENONA - QT. 3
Cânfora	17%-27,3%	7,4%-14,9%	11,3%-14,9%
1,8-cineol	17%-22,5%	39%-57,7%	0%-9%
Verbenona	0%-6,3%	–	7,6%-12,3%
PRINCIPAIS EFEITOS	Relaxante muscular, mucolítico, lipolítico, emenagogo	Expectorante, antiviral, antibacteriano e antifúngico	Expectorante, antiviral, equilibrador nervoso, regulador hipofisário--ovariano

Fonte: adaptado de Tisserand e Young (2014) e Badoux (2018).

Também temos diferentes quimiotipos no óleo essencial de gerânio (*Pelargonium graveolens*), com quatro quimiotipos que variam em suas proporções de geraniol, citronelol e linalol: China, Egito, Marrocos e Ilhas Reunião, sendo este último o mais apreciado e hoje mais raro, buscado por narizes mais exigentes, inclusive na perfumaria.

Outro óleo essencial cujos quimiotipos variam muito é o tomilho (*Thymus vulgaris*), e esse é um dos motivos pelos quais o usuário deve adquirir exatamente aquele que atenda às suas necessidades. Os quimiotipos são: qt. timol (mais comum), qt. geraniol, qt. linalol (seguro), qt. tuianol (seguro), qt. limoneno (não é o de tomilho-limão), qt. carvacrol e qt. timol/carvacrol. Há também o qt. borneol, que é de outra espécie (*Thymus saturejoides*) e, portanto, não pode ser incluído na comparação entre os quimiotipos do quadro 7.

Quadro 7. Quimiotipos mais comuns do óleo essencial de tomilho (*Thymus vulgaris*) e concentrações de seus constituintes.

CONSTITUINTES	QUIMIOTIPOS		
	QT. GERANIOL	QT. LINALOL	QT. TIMOL
Geraniol	24,9%	–	–
Linalol	2,6%	73,6%-79%	1,5%-2,7%
Timol	–	1%-3,8%	48,3%-62,5%
AROMA	Semelhante ao de gerânio, mais herbáceo	Semelhante ao de lavanda	Pungente, canforado, herbáceo
PRINCIPAIS EFEITOS	Anti-infeccioso, antifúngico, tônico uterino, analgésico	Anti-infeccioso, calmante, equilibrador nervoso, tônico e adstringente cutâneo	Anti-infeccioso, estimulante, analgésico, antisséptico
CONTRAINDICAÇÕES	Gestantes até o sexto mês	–	Cáustico

Fonte: adaptado de Tisserand e Young (2014), Bowles (2003) e Badoux (2018).

No Brasil também encontramos quimiotipagem para o óleo essencial de tea tree: o qt. cineol, com aroma mais próximo ao de eucalipto e mais indicado para questões respiratórias, e o qt. terpineno-4-ol, mais comum, com um cheiro bem pungente e indicado contra candidíase e como imunoestimulante e antibacteriano.

CROMATOGRAFIA E ADULTERAÇÕES

Quando um óleo essencial é extraído, a principal forma de identificar seus constituintes é através de uma leitura por cromatografia gasosa, que resulta em um cromatograma, uma espécie de certidão de nascimento do lote. Uma pequena quantidade de óleo essencial é colocada no injetor do cromatógrafo, volatilizando a 250°C-300°C, sendo levada por um gás (que pode ser hélio ou hidrogênio, geralmente um gás inerte) e transportada por uma coluna cuja temperatura inicial é baixa mas vai subindo, fazendo com que cada constituinte evapore e passe pelo detector, gerando um gráfico que representa cada constituinte. Como cada um desses constituintes tem um ponto de ebulição específico, eles aparecem como picos em um gráfico, e a altura deses picos indica a quantidade de cada constituinte. Essa análise pode ser feita em conjunto com outra chamada espectrometria de massa, que mede o peso molecular do componente, o que confere mais acurácia à sua identificação. Também pode-se agregar uma segunda coluna ao cromatógrafo, liberando o aroma para o meio externo, quando um perfumista pode identificar os componentes pelo aroma, dando uma precisão ainda maior ao resultado (Bowles, 2003).

A utilidade de um cromatograma depende muito de quem o analisa. É necessário que ele seja lido por um especialista com acesso à base de cromatogramas existentes para consultá-los e fazer comparações. A empresa que realiza a cromatografia gasosa também precisa ter acesso a uma extensa bibliografia de constituintes e um bom analista. E, tão importante quanto saber os principais constituintes, é saber também os constituintes minoritários, que muitas vezes são o que fará a diferença em alguns óleos essenciais. Na figura 3, vemos, por exemplo, o cromatograma do óleo essencial de lavanda extra.

PICO	IR CALC.	CONSTITUINTES	%
1	987	canfeno	0,1
2	1011	3-octanona	1,5
3	1012	a-felandreno	1,1
4	1035	limoneno	0,7
5	1037	1,8-cineol	1,1
6	1044	Z-ß-ocimeno	3,4
7	1051	E-ß-ocimeno	2,4
8	1098	linalol	31,0
9	1109	hidrato sabineno	0,8
10	1129	cânfora	0,3
11	1162	terpineno-4-ol	3,6
12	1252	acetato de linalila	35,3
13	1288	acetato de lavandulila	3,6
14	1385	a-copaeno	0,8
15	1404	ß-cariofileno	3,5
16	1410	ß-gurjuneno	0,4
17	1456	farneseno	3,8
18	1468	germacreno-D	0,5
19	1567	óxido de cariofileno	0,4
		outros	5,7

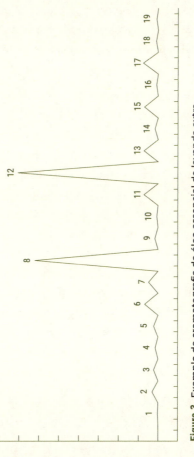

Figura 3. Exemplo de cromatografia do óleo essencial de lavanda extra.

Nele percebe-se uma quantidade diminuta de cânfora, que, em contrapartida, é um dos marcadores desse óleo essencial, tornando-o mais nobre, mais floral, mais fino.

Ao consumidor, resta confiar que as empresas de óleos essenciais realizem essas análises e possuam as certificações necessárias. Kurt Schnaubelt, em seu livro *Medical aromatherapy* (1999), descreve de forma muito atual as questões que envolvem a exigência de cromatogramas por parte do público consumidor, o que leva empresas nem sempre focadas na qualidade a apresentarem esses laudos para "garantir" a qualidade de seus produtos. Mas isso não significa que um cromatograma não possa ser pago e realizado com óleos essenciais de baixa qualidade ou até com constituintes sintéticos adicionados.

Schnaubelt (1999) afirma que a estratégia de apresentar cromatogramas isolados para comprovar a pureza de um produto de óleo essencial, sem qualquer outra especificação, é enganosa: uma coisa é apresentar um cromatograma, outra é ter certeza de que a amostra analisada corresponde a determinado produto. Já Jimm Harrisson (2018) afirma que, embora seja geralmente promovido por vendedores de óleos essenciais como uma determinação de qualidade, o exame cromatográfico e por espectrometria de massa não garante a superioridade de um óleo. Para que alterações possam ser detectadas, o exame precida ser lido por um cientista qualificado. Harrisson (2018) ainda lembra que os termos "puro", "grau terapêutico" e "alta qualidade" não são oficiais. Em geral, esses termos são usados em prol do marketing, sem uma garantia objetiva. Assim, o autor recomenda que o consumidor treine o olfato e busque fornecedores confiáveis.

Para quem produz óleos essenciais, a análise é útil para acompanhar a qualidade das safras. Um cromatograma também é bastante útil quando realizado por quem sabe fazer as devidas comparações com outras cromatografias e conhece os aromas de cada constituinte, bem como suas características físicas e químicas, além de suas variações de acordo com regiões de extração e produtores.

A análise cromatográfica é complementar à observação dos demais aspectos do óleo essencial, como cor, densidade, transparência, ponto de ebulição, etc. O especialista também deve conhecer e conseguir identificar adulterantes como petrolatos e óleos vegetais e até óleos essenciais mais baratos. Por exemplo, se temos um óleo essencial de lavanda com alto teor de cânfora, é praticamente certo que ele tenha sido adulterado com óleo essencial de lavandim. Já o óleo essencial de junípero, cuja melhor parte são as bagas, é comumente adulterado com óleo de junípero dos galhos e da madeira. Ao óleo essencial de bergamota costuma ser adicionado o óleo de laranja; e ao do cravo botão, o óleo essencial das folhas do cravo (Clarke, 2008). Óleos vegetais, por sua vez, não vão aparecer em laudos cromatográficos por seu caráter fixo (não volátil), mas podem ser identificados por um simples teste: pingando o óleo essencial num papel sulfite ou tira olfativa e aguardando para ver se o resíduo que fica tem características desse tipo de óleo. Solventes sem aroma ou com pouco aroma também são utilizados para diluir os óleos essenciais e aumentar a lucratividade, a exemplo do álcool, do ftalato de dietila (no óleo de sândalo) e do dipropilenoglicol ou acetato de fenetila (para adulterar o óleo essencial de rosa). Outros adulterantes (sintéticos ou naturais) são: citral (no óleo de limão), 1,8-cineol (no óleo de alecrim) e cânfora.

Para quem estiver se perguntando se é possível sintetizar um constituinte natural, a resposta é sim, da mesma forma que se pode isolar algum constituinte de um óleo essencial, o que resulta em isolados naturais. Ambos os procedimentos, sintetizar e isolar, são usados para adulterar. Na maioria dos casos (se não na totalidade deles), a finalidade das adulterações é aumentar lucros, e esse objetivo costuma ser facilmente atingido, uma vez que óleos essenciais são tão concentrados que um consumidor sem tanto conhecimento não notará grandes diferenças. Também é comum que algumas pessoas não gostem de certos óleos essenciais por já terem se acostumado com produtos de baixa qualidade ou grosseiramente adulterados, o que é bem corriqueiro em relação aos óleos essenciais de ylang-ylang, gerânio, rosa e até lavanda. Já outros óleos essenciais são agradáveis demais, o que talvez indique a adição de constituintes que reforçam suas características – isso é comum em óleos como o de jasmim, de néroli e hortelã-pimenta.

Com o tempo, a experiência e um olfato treinado, o aromaterapeuta pode começar a perceber sinais de adulteração pela transparência, densidade, volatilidade, cor e aroma do óleo. E, nesse sentido, obviamente o profissional precisa ter contato com óleos essenciais de qualidade assegurada para ter um parâmetro de comparação. Mesmo assim, os adulterantes sintéticos de aroma e cor estão cada vez mais próximos dos reais, tornando essa detecção cada vez mais difícil (Lis-Balchin, 2006).

A relação de compra de óleos essenciais deve ser uma relação de confiança entre vendedor e comprador. Ter noção da rentabilidade de cada óleo essencial e sua raridade ou não no mercado também dá orientações em relação ao preço. Por exemplo, não é possível haver óleos essenciais de rosa, jasmim e néroli baratos, pois rendem pouco, não há muitos produtores e há bastante demanda por conta do mercado de perfumes.

Por último, mas não menos importante: o prejuízo ao consumidor por conta de óleos essenciais adulterados não se dá apenas no bolso. Muitos adulterantes podem provocar intoxicação no corpo humano, especialmente causando reações dérmicas (Tisserand; Young, 2014) e outras não tão previsíveis. Óleos adulterados ainda funcionam de acordo com seus constituintes originais, porém: 1) raramente quem os adultera está preocupado com a qualidade; 2) não se sabe a real quantidade do óleo original; 3) adulterantes podem ser tóxicos e até cancerígenos; 4) pode-se precisar mais do que a quantidade que costuma ser necessária quando diluídos; e 5) a energia sutil da planta fica comprometida. Essa análise custo-benefício deve ser feita tanto por quem vai usar os óleos para o próprio benefício quanto por quem vai comercializá-los ou oferecê-los.

A beleza dos óleos essenciais está em seu aroma e, assim sendo, nos constituintes químicos que guardam as propriedades terapêuticas, tudo intrínseca e maravilhosamente ligado.

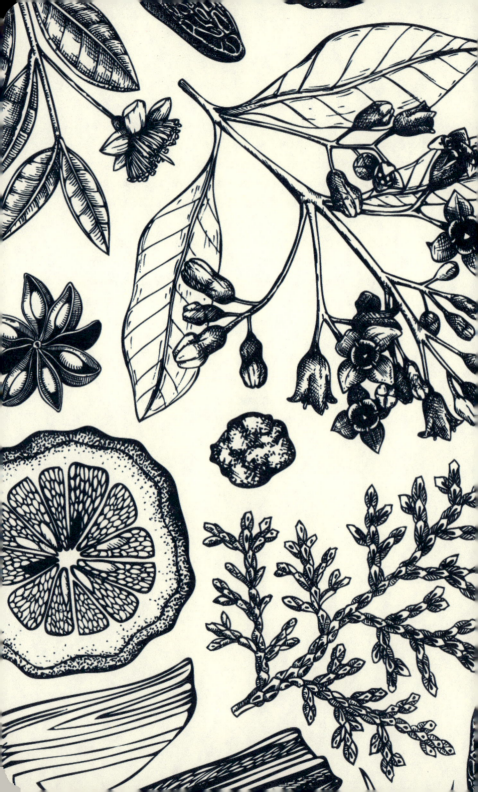

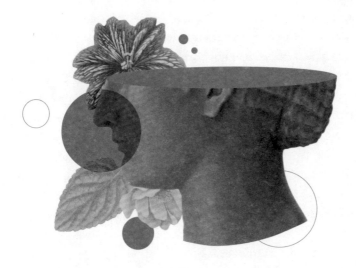

VIAS DE ADMINISTRAÇÃO DOS ÓLEOS ESSENCIAIS E FORMAS DE USO

Como veremos no capítulo seguinte, as formas de uso vão depender dos objetivos desejados, porém é muito importante saber como os óleos essenciais penetram no corpo para atingirem suas finalidades. O estudo de como os óleos essenciais são absorvidos, distribuídos, metabolizados e excretados é chamado farmacocinética.

Inicialmente, temos a absorção, que pode se dar por diferentes vias, tema que comentaremos adiante. Para cada uma delas, temos uma biodisponibilidade diferente. A biodisponibilidade diz respeito a quanto de um óleo essencial absorvido atingirá a circulação sistêmica, o que também dependerá do óleo essencial que foi administrado e da pessoa em que ele foi aplicado (a reação de cada pessoa é diferente). Por via intravenosa, a biodisponibilidade é de 100%. As demais vias terão taxas menores – pelo olfato a absorção pode ser bem variável, pois depende de quão próximos estamos do óleo ao inalar e da forma como o inalamos, podendo chegar a até 70% de absorção; já a pele apresenta uma biodisponibilidade bem menor – cerca de 10% de taxa de absorção – e por isso é considerada uma via segura. Porém é preciso lembrar que a forma como os óleos são aplicados influenciará também as questões de segurança, sendo a via olfativa em geral mais segura. A absorção dos óleos via pele se dá por um mecanismo muito simples chamado difusão passiva, que se relaciona com a diferença de gradiente de concentração, a solubilidade em meio aquoso ou oleoso e o tamanho das moléculas dos constituintes dos óleos.

Já a distribuição dependerá do grau de solubilidade do óleo essencial. Os óleos mais lipossolúveis preferirão órgãos como o fígado, enquanto outros, mais hidrossolúveis, preferirão o sangue, por exemplo (Tisserand; Young, 2014). A distribuição também dependerá da quantidade de sangue que um órgão recebe – um fluxo maior implica que este órgão também recebe mais substâncias tóxicas (Tisserand; Young, 2014).

O metabolismo de um óleo essencial consiste na transformação química deste óleo ou de seus constituintes em metabólitos, cada um com suas propriedades físico-químicas e ações biológicas, não necessariamente semelhantes às das substâncias originais. O fígado é o principal órgão responsável por metabolizar os óleos essenciais, embora haja vários outros que também cumprem esse papel (Tisserand; Young, 2014).

Por fim, a excreção pode ocorrer por meio do fígado, pulmões e pele, mas a maior parte é realizada pelos rins, nosso maior filtro (Tisserand; Young, 2014).

VIA PELE

Uma pele saudável é uma pele bonita. Impurezas e pele danificada são sinais de doenças, toxinas ou desequilíbrio do corpo. (Harrisson, 2008)

A pele é o órgão mais extenso do corpo humano, com cerca de 2 m² de área e quase 3 mm de espessura em sua parte mais grossa, nas costas. Uma de suas funções é manter o corpo protegido de substâncias externas – é a nossa primeira barreira de defesa, limitando a quantidade de agentes potencialmente nocivos que entram no corpo e prevenindo a perda de fluidos corporais. Alguns mecanismos de proteção da pele são a transpiração, enzimas desintoxicantes e certos mecanismos imunológicos.

A pele é composta pela epiderme (camada mais externa), derme (camada intermediária) e hipoderme, uma camada gordurosa (camada mais interna). Na epiderme temos o estrato córneo, que é sua parte mais externa e responsável pela barreira física, composta de células mortas embebidas numa matriz gordurosa de ceramidas, colesterol e ácidos graxos, que tornam baixa a permeabilidade da pele à água. Abaixo do estrato córneo vem a epiderme viável, com células vivas; abaixo dela, a derme, contendo nervos, glândulas sudoríparas, glândulas sebáceas, folículos capilares e vasos sanguíneos e linfáticos.

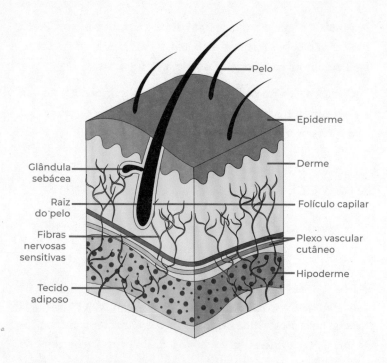

Figura 1. Camadas da pele e seus constituintes.

Uma vez que o estrato córneo é feito de células mortas, os óleos essenciais passam diretamente por ele, teoricamente por via intercelular (entre as células) e via transcelular (através das células); as áreas intercelulares estão cheias de lipídios em matrizes multilamelares, por onde passam os óleos essenciais. Eles também podem passar pelos folículos capilares e glândulas sebáceas, usando o sebo como transporte, atravessando a derme, atingindo a corrente sanguínea e seguindo para os órgãos do corpo. Após absorvidos, os constituintes dos óleos essenciais podem se manter na epiderme por até 72 horas, mas em geral permanecem em torno de 24 horas (Tisserand; Young, 2014).

Além de sua composição, da pessoa que os usa e da pele, a taxa de absorção e a permeabilidade dos óleos essenciais dependem também de fatores como os listados a seguir.

- Tamanho molecular e solubilidade: quanto mais lipofílico o óleo essencial, melhor sua penetração. Porém, é importante também ter algum índice de hidrossolubilidade, para que o óleo passe da derme para a corrente sanguínea. O mais importante, então, é ter um bom equilíbrio entre as solubilidades lipídica e hídrica.

- Permeabilidade extra: alguns constituintes dos óleos essenciais têm o poder extra de aumentar a própria permeabilidade na pele, seja intensificando a circulação dos capilares locais, seja interagindo com os lipídios intercelulares (Tisserand; Young, 2014). É como se eles possuíssem um *green card* que lhes desse passagem livre.

- Tipo de veículo carreador: ao diluir óleos essenciais em um veículo lipofílico, como um óleo vegetal, eles terão maior dificuldade para se desprender e penetrar na pele, em razão da afinidade entre os óleos. O óleo vegetal também penetra no estrato córneo e, dependendo de seu tamanho molecular, pode ir mais fundo, sobretudo com a ajuda de óleos essenciais, que, em alguns casos, facilitam a sua penetração, abrindo o caminho (Tisserand; Young, 2014). Já se na diluição for usado um gel, que é hidrofílico, os óleos tenderão a "fugir" do gel e penetrar mais rapidamente na pele. É recomendável, portanto, misturar veículos hidro e lipofílicos. Para uso na pele, costumo misturar cremes ou gel com óleos vegetais para diluir os óleos essenciais e, quando é desejável que óleos essenciais e vegetais mantenham-se mais tempo na pele, para uma ação mais prolongada, pode-se aumentar a proporção de óleos vegetais em relação a veículos como creme e gel.

- Presença de água, calor e pressão: a presença de água, principalmente se aquecida, também aumenta a absorção de óleos essenciais pela pele. A água aquecida aumenta a circulação na região, o que ocorre também em massagens. Isso significa que os óleos essenciais são mais bem absorvidos em banhos mornos ou em massagens, aumentando seu aproveitamento (Tisserand; Young, 2014).

- Volatilidade e oclusão: quanto mais volátil é o óleo essencial, menor é a quantidade absorvida pela pele, portanto, se desejamos aumentar a absorção, devemos cobrir a pele com algum material não permeável. Com essa oclusão, tanto a temperatura quanto a hidratação da pele aumentam, pois a perda de água por evaporação é reduzida (Tisserand; Young, 2014). Clínicas realizam essa prática de oclusão em tratamentos de emagrecimento, potencializando os efeitos dos ativos aplicados sobre a pele. Uma aluna relatou ter feito uma oclusão em apenas uma das pernas de um cliente com um carreador e óleo essencial de gerânio, obtendo uma redução de medida bem perceptível na perna tratada em relação à outra.

- Condição da pele: uma pele danificada ou doente, como em casos de dermatites ou psoríase, absorve mais óleo essencial, aumentando o risco de reação cutânea. Até mesmo o estresse pode diminuir a barreira protetora da pele. Nesses casos, é preciso redobrar o cuidado (Tisserand; Young, 2014).

- Idade: bebês (até 1 ano de idade) possuem a pele muito mais fina do que adultos, e até os 3 meses de idade deve-se tomar cuidados extras. Já em idosos, o que acontece é que as células da pele se tornam menos aderentes umas às outras, além de mais achatadas, por isso a sensação de pele fina, com maior perda de água, tudo devido à perda da camada lipídica e à alteração na síntese do colesterol. Isso resulta em menor capacidade de regeneração e maior absorção dos óleos essenciais, razão pela qual a dosagem, tanto para bebês quanto para idosos, deve ser menor do que para adultos com pele não sensível (Tisserand; Young, 2014).

VIA OLFATO

Quando inalamos um óleo essencial, as moléculas odoríferas podem entrar e percorrer dois caminhos diferentes: para os pulmões ou para o cérebro.

VIA PULMÕES

Primeiro, a inalação se dá pelo nariz ou pela boca, passando depois pela traqueia e atingindo os pulmões, que possuem uma camada epitelial e uma superfície lipofílica. Dentro dos pulmões temos os brônquios, os bronquíolos e, por fim, os alvéolos, minúsculas bolsinhas onde é realizada a troca gasosa com o sangue.

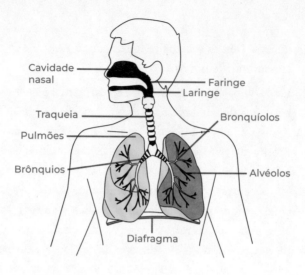

Figura 2. Sistema respiratório.

Nesse momento, alguns fatores influenciam a absorção dos óleos essenciais pelo sangue:

- Tamanho molecular: quanto menores as moléculas, mais facilmente elas serão absorvidas, a exemplo dos monoterpenos, menores em relação aos sesquiterpenos (Bowles, 2003).

- Fluxo sanguíneo: quanto mais irrigado de sangue for o pulmão, mais moléculas serão absorvidas. Em pulmões comprometidos, consequentemente, a absorção será menor.

- Taxa respiratória: uma respiração longa e profunda possibilita maior absorção do que uma respiração curta e rápida, à qual estamos habituados quando estamos agitados, tensos ou sob estresse. Práticas respiratórias, ioga e meditação são ótimas para melhorar não só a absorção dos óleos essenciais, mas para a qualidade de vida em geral.

- Lipossolubilidade: óleos essenciais mais lipossolúveis, assim como medicamentos, são mais absorvidos pelo sangue do que os menos lipossolúveis (Tisserand; Young, 2014).

Considerando esses fatores, é fácil entender por que a inalação leva os óleos essenciais para a circulação sanguínea de forma mais rápida que a pele. Experimente inalar óleo essencial de hortelã-pimenta antes de uma refeição – você vai ouvir seu estômago roncando e perceber o aumento do apetite. Inalar este e outros óleos digestivos, como o de alecrim, cravo, cardamomo e canela, estimula tanto a digestão quanto atividades como o trabalho. À noite, o melhor é usar camomila, manjericão e manjerona, que auxiliam na digestão e no sono.

Outros exemplos de uso dos óleos essenciais pela via pulmonar são, por exemplo, a inalação de óleo de hortelã-pimenta ou qualquer outro com propriedade antiespasmódica para aliviar cólicas (de gases ou menstruais) ou acalmar a musculatura tensa dos ombros. O efeito é bem rápido. Esses óleos também evitam que cachorros vomitem quando andam de carro. Basta pingar duas gotas em um guardanapo e deixar próximo ao cão; quando o óleo é inalado, a musculatura que provoca os espasmos relaxa. Esse resultado não se deve ao efeito relaxante dos óleos, pois hortelã e alecrim são óleos essenciais estimulantes, mas sim a suas propriedades antiespasmódicas.

VIA CÉREBRO

Os óleos essenciais são formados por moléculas voláteis. Estas, ao serem aspiradas pelas narinas, passam pela cavidade nasal e são capturadas pelos receptores proteicos que ficam nos cílios dos neurônios da mucosa olfativa (que possui cerca de 2,5 cm^2), produzindo sinais elétricos. Então, essas informações olfativas em forma de sinal elétrico são transmitidas ao cérebro pelos axônios, que são o corpo do neurônio olfativo, passando pelos buracos da placa cribriforme ou crivosa até o bulbo olfatório e o sistema límbico (faça uma pesquisa por "placa cribriforme" no Google e veja como é interessante).

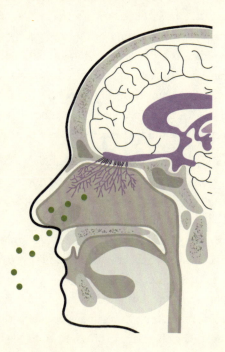

Figura 3. O sentido do olfato.

Receptores olfativos

Em 1988, a pesquisadora Linda Buck e seu supervisor Richard Axel começaram a estudar com afinco como funcionavam os receptores olfativos. Eles criaram a teoria de chave e fechadura, segundo a qual cada molécula odorante possui forma e características químicas próprias, encaixando-se em receptores olfativos compatíveis com essas caraterísticas. Porém, descobriram também que um receptor olfativo pode reconhecer mais de um odorante e que um odorante pode ser reconhecido por mais de um tipo de receptor olfativo. Além disso, descobriram que os receptores olfativos são utilizados de maneira combinatorial para codificar odorantes, o que torna possível que os quatrocentos tipos de receptores olfativos que o ser humano possui reconheçam milhares de aromas diferentes, através de seus cerca de 5 milhões de neurônios olfativos. Os aromas, após identificados pelos receptores olfativos, são codificados em sinais elétricos e transmitidos pelos axônios até estruturas chamadas glomérulos, que também são específicos para cada tipo de receptor olfativo, criando uma espécie de mapa topográfico no bulbo olfatório.

Esse trabalho rendeu à dupla de pesquisadores o Prêmio Nobel de Medicina de 2004, mas os estudos seguem, visto que a área exige alta tecnologia para rastrear as sinapses de cada tipo de receptor olfativo e como elas são percebidas pelo cérebro (Malnic, 2008).

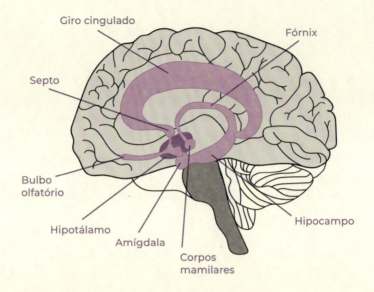

Figura 4. Sistema límbico.

O sistema límbico é o antigamente chamado "cérebro das emoções" e foi uma das primeiras partes do cérebro a se desenvolver na evolução humana. Seu nome foi cunhado por Paul D. MacLean em 1952, e seus estudos complementam os de vários outros pesquisadores, como Paul Broca (1878), James Papez (1937) e Yakovlev (1948), envolvidos em destrinchar como as emoções e outras funções e comportamentos são processados pelo cérebro (Rajmohan; Mohandas, 2007).

Estudos neurofisiológicos posteriores examinaram o córtex olfativo e identificaram, entre todas as partes do sistema límbico, três mais relevantes: a amígdala (cerebral, não da faringe), o hipocampo e o hipotálamo. Depois que a informação odorífera é transmitida como um sinal elétrico pelos axônios até os glomérulos no bulbo olfatório, segue diretamente para o sistema límbico. O córtex piriforme e o córtex orbifrontal têm a função de identificar o aroma e transmiti-lo para a amígdala, para o hipocampo e para o hipotálamo. O hipocampo tem papel na formação da memória odorífera, enquanto a amígdala é responsável pelo processamento das emoções e o controle da intensidade do aroma. Já o hipotálamo cuida da secreção hormonal.

Vários estudos fornecem evidências de que os odores têm relação com as respostas comportamentais e a ativação do cérebro relacionada à emoção e à cognição. Muitos também apontam a eficácia dos óleos essenciais em aliviar sintomas de depressão, ansiedade e estresse em adultos. Veja alguns exemplos no quadro 1.

Quadro 1. Óleos essenciais e respectivos efeitos comportamentais.

EFEITOS	ANSIOLÍTICO	BOM HUMOR	HIPOTENSIVO	ANTIDEPRESSIVO	CALMANTE	ANTIESTRESSE
Lavanda	✓	✓	✓	✓	✓	✓
Lavanda + rosa	✓					
Lavanda + ylang-ylang + néroli	✓					
Laranja-doce	✓	✓				
Bergamota	✓					✓
Camomila--azul	✓			✓		✓
Alecrim	✓					
Ylang-ylang	✓			✓	✓	

Fonte: adaptado de Fung *et al*. (2021).

Essa, no entanto, é uma rede muito complexa, que necessita de pesquisas mais aprofundadas. É preciso lembrar também que óleos essenciais são produtos da natureza, cada qual com suas complexidades e variações, e que cada indivíduo é diferente um do outro, podendo reagir de forma particular, inclusive a depender da situação ou do momento da vida. Esse é um dos motivos que tornam recomendável a criação de um repertório personalizado, considerando sempre as questões de segurança apresentadas. Algo bastante relevante e fácil de constatar é que, como vimos na imagem representativa da aromaterapia holística no capítulo 3, muitas vezes, ao usar óleos essenciais que agem de forma fisiológica, reduzindo a pressão arterial, a frequência cardíaca ou respiratória, observamos também melhora do estresse e do humor. Muitas vezes, o que precisamos é interromper os círculos viciosos aos quais nos submetemos no dia a dia, e a aromaterapia é uma ótima ferramenta para isso.

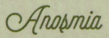

Anosmia

Algumas pessoas são acometidas por uma condição que as impede de perceber os benefícios dos óleos essenciais no sistema límbico: a anosmia. A anosmia é a ausência ou perda da capacidade olfativa, temporária ou definitiva, que acomete os neurônios olfativos ou qualquer lugar no caminho do sinal odorífero até o cérebro. A quimiossensação é a percepção de compostos químicos ambientais e o processamento das suas informações, e grande parte dessa percepção (de 90% a 95%) vem do olfato, enquanto o resto vem do paladar.

As causas mais comuns da anosmia são:

- Desordens inflamatórias ou obstrutivas, como rinite, sinusite e pólipos nasais, por conta de inflamação da mucosa nasal e pela própria obstrução nasal. Essas desordens respondem por 50%-70% dos casos de anosmia. Sugere-se evitar leite e derivados, além de açúcar, para os mais propensos à inflamação no trato respiratório.

- Trauma craniano, tanto por dano ao nariz e ao sínus, levando a obstrução, quanto por destruição dos axônios responsáveis pela transmissão das informações olfativas, o que pode acontecer por trauma na placa cribriforme, estrutura cheia de perfurações por onde passam os axônios, localizada no osso etmoide, na base do crânio. Por ser uma porção muito fina do crânio, essa área é suscetível a fraturas, que podem ser provocadas, por exemplo, por quedas frontais de cabeça ou acidentes de carro, levando a danos nos axônios e consequente perda olfativa. A anosmia também pode ocorrer em razão de cirurgias endoscópicas dos sínus malsucedidas (Gomez; Pickup, 2023) e por trauma no bulbo olfatório ou em áreas olfatórias do córtex cerebral.

- Idade e processos neurodegenerativos. A anosmia é predominante entre pessoas idosas, de 65 em diante, e em mulheres. O processo de envelhecimento está associado à redução na sensibilidade a aromas e à redução da quantidade de células no bulbo olfatório e na área do epitélio olfatório. Uma hipótese é que isso esteja ligado ao consumo de medicamentos para doenças relacionadas à idade (anosmia química).

Mas já há estudos que associam a anosmia por idade a doenças neurodegenerativas, sendo essa condição, portanto, um indicativo para o diagnóstico precoce de doenças como Alzheimer e Parkinson.

- Fatores congênitos.
- Infecções, como a covid-19.
- Fatores químicos: cigarros, drogas (cocaína), petrolatos, metais pesados, CO_2, toxinas, alérgenos e medicamentos (como antibióticos, remédios para hipertensão e problemas do coração, entre outros).
- Doenças como diabetes, hipotireoidismo, meningite, esclerose múltipla, hidrocefalia, hepatite, déficit de vitamina A, neoplasias e tumores.
- Alterações psiquiátricas, como depressão grave e esquizofrenia.
- Iatrogenias, como danos neurais durante uma cirurgia, estreitamento do fluxo nasal por alterações anatômicas ou tecido cicatricial e radioterapia.

Além da anosmia, há algumas outras alterações do olfato, listadas a seguir.

- Hiposmia: diminuição do olfato.
- Hiperosmia: aumento da capacidade olfativa, que pode ocorrer na gestação, no hipertireoidismo, em psicoses, etc.
- Cacosmia: sensações olfativas desagradáveis subjetivas, quando só a pessoa sente, ou objetivas, como na presença de tumores.

- Parosmia ou disosmia: distorção de aromas (quando algo tem cheiro de outra coisa ou tudo tem o mesmo cheiro).
- Fantosmia: sensação de odores que não existem.
- Agnosia: inabilidade para classificar ou identificar um aroma.

Treino olfativo

Em 2009, o professor Thomas Hummel, da clínica Smell and Taste, da Universidade de Dresden, na Alemanha, estudou e criou o que ficou conhecido como treino olfativo. Esse treino consiste em inalar quatro aromas em quatro potes diferentes duas vezes ao dia, por quatro meses, de forma a estimular o olfato a voltar ou se recuperar pelo menos parcialmente em caso de perda olfativa. Não há garantias de resultado, pois isso depende da extensão da lesão dos neurônios olfativos. Porém, quanto mais cedo se iniciar o treino, maiores as chances de recuperação. O site absent.org* ensina a montar o kit e a realizar o treino, que consiste basicamente em:

1. Acomodar discos de papel de aquarela no fundo de quatro potes de vidro de 30 mL identificados com etiquetas adesivas com os nomes de cada óleo essencial a ser usado. Cada pote deve ter um disco com um óleo diferente. Tanto o pote quanto as tampas devem ser identificados. Procure manter os potes em um lugar onde você possa lembrar de usá-los duas vezes ao dia.

---

* https://abscent.org/learn-us/smell-training

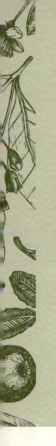

2. Pingar algumas gotas de cada óleo em cada disco. Não é recomendável usar algodão, pois pode criar bactérias.

3. Abrir um dos potes e mantê-lo próximo ao nariz, inalando suavemente por 20 segundos, concentrando-se no cheiro e tentando sentir algum sinal do aroma. Busque-o como se fosse uma gota caindo até o fundo de um poço. Depois, basta fechar o pote, respirar por alguns segundos e passar para o pote seguinte, até o quarto pote.

4. Fazer isso duas vezes ao dia (pode ser ao acordar e antes de dormir), ou mais vezes, se possível, mesmo sem identificar o aroma.

5. Praticar por quatro meses, fazendo anotações para comparar a evolução do olfato.

OUTRAS VIAS

Aqui apenas mencionaremos brevemente as demais vias pelas quais podem ser administrados os óleos essenciais, não chegando a abordá-las com profundidade. Além da via oral (uma forma de uso interno que demanda a orientação de especialistas), temos a via vaginal, que não deixa de ser uma forma de uso interna e, portanto, também requer cuidados específicos. A forma mais segura e prática de uso por essa via é o banho de assento, de que falarei no próximo capítulo com maiores detalhes. Há também a ducha interna, que, quando realizada com assepsia e de forma pontual, diluindo os óleos essenciais em água morna e tinturas vegetais apropriadas, como a de barbatimão, aroeira ou camomila, pode trazer alívio para questões ginecológicas simples – que, ao persistirem, devem ser tratadas junto a um médico. Há, por fim, uma outra forma de uso interno, os supositórios. De uso muito comum na França, devem ser preferencialmente manipulados em farmácias especializadas.

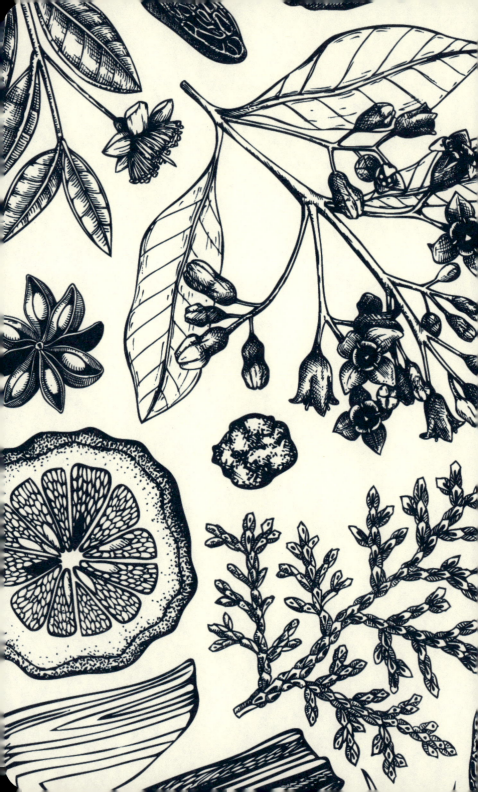

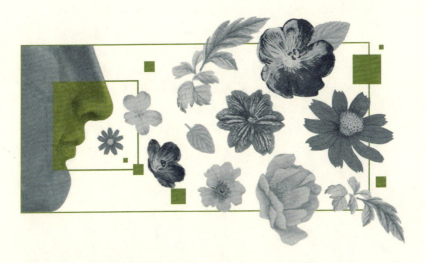

APLICAÇÃO PRÁTICA

Como o objetivo deste livro é introduzir de forma simples e segura o uso dos óleos essenciais, não faremos aqui a indicação para ingestão. Sugerimos aos interessados nessa área que se aprofundem em cursos específicos. A seguir, descreveremos as formas de uso dos óleos essenciais via pele e via olfato e suas dosagens.

FORMAS DE USO

As formas de uso dependerão muito dos objetivos. Como vimos no capítulo anterior, cada via apresentará uma taxa de absorção, maior ou menor, dos óleos essenciais, e isso influenciará sua ação no corpo. Algumas formas de uso são bem óbvias, como inalação a vapor para problemas respiratórios (poucas gotas são rapidamente absorvidas, gerando um alívio imediato), mas nada impede que, para aliviar essa mesma condição, se faça uma massagem com óleos expectorantes na região peitoral ou até na face, na região do sínus. O ideal é ir experimentando e percebendo quais as melhores formas de uso para cada situação, como e em quanto tempo o corpo (e a mente) reage e até qual o custo-benefício em termos de consumo do óleo essencial.

Algumas considerações sobre o uso de óleos essenciais via pele

Como já mencionado, óleos essenciais são extremamente concentrados, voláteis e cheios de princípios ativos, e portanto não é indicado usá-los puros sobre a pele, sob risco de irritação, sensibilização e desperdício.

O óleo de lavanda é um dos únicos sem restrições de uso direto sobre a pele, podendo ser aplicado com muita efcácia em casos de queimaduras (lembre-se da história de Gattefossé), em hematomas e em picadas de insetos. A lavanda pura só não é recomendada para peles muito sensibilizadas, sendo preferível, nesses casos, bem como em casos de coceira, usar os hidrolatos de lavanda, pau-rosa e camomila-romana ou azul.

Para uso puro sobre a pele, também é muitas vezes indicado o óleo essencial de tea tree (ou melaleuca). A esse respeito, três considerações.

Primeiro, o tea tree é um óleo essencial poderosíssimo contra fungos, bactérias e vírus, mas pode ser sensibilizante para alguns tipos de pele, embora ainda não se saiba exatamente por que ou quais constituintes são responsáveis por essa reação (Tisserand; Young, 2014). Há relatos de pessoas que usaram esse óleo puro sobre micose em dedos dos pés e a reação foi o escurecimento da pele da área, mesmo havendo intervalos de tempo bem grandes entre uma aplicação e outra. Também há relatos de quem, depois de muito usar o tea tree puro sobre a pele, desenvolveu alergia e não pôde mais usá-lo, nem diluído. Claramente essas são exceções, mas é preciso saber que diferentes reações são possíveis.

Em segundo lugar, o tea tree é um dos óleos essenciais mais vendidos no mundo, o que aumenta a chance de adulterações. O tea tree, em particular, é muito comprado e vendido por lojas e clínicas de podologia, e nem sempre as empresas têm condições de avaliar e disponibilizar um óleo essencial puro e de qualidade. Usar esse óleo diluído certamente implicará em menos chances de irritação ou sensibilização. E, se for para diluir, o ideal é que nós mesmos o façamos nas concentrações desejadas.

Por último, o óleo essencial de tea tree fresco, ou seja, não oxidado, tem menos chance de sensibilizar uma pele saudável. Por possuir grande quantidade de monoterpenos, esse óleo se degrada rapidamente, tornando-se mais resinoso. Além disso, o aroma fica menos fresco e penetrante, mais desagradável. Nesse estado, ele se torna mais propenso a provocar reações cutâneas (Tisserand, H., 2017). Caso apresente essas características, o ideal é descartar o óleo. Para usos pontuais sobre micoses e frieiras, pode-se usar o tea tree diluído ou outros óleos com ótimo potencial antifúngico,

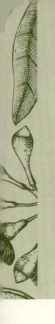

como manjerona e patchuli – usados de forma pontual, esses óleos são bastante seguros para a pele, mesmo com pouca ou nenhuma diluição. Estes dois óleos essenciais, aliás, junto com creme neutro e óleos vegetais, podem ser usados preventivamente, evitando a perda de água e mantendo os pés nutridos e hidratados – uma pele íntegra tem muito menos chance de sofrer danos.

De todo modo, é importante ressaltar que o uso de óleos essenciais puros sobre a pele deve ser uma prática bastante eventual e pontual.

MASSAGENS: CREMES, LOÇÕES, GÉIS E ÓLEOS CORPORAIS

Usar óleos essenciais no corpo, além dos benefícios terapêuticos e estéticos, traz o prazer do aroma. E, sabendo das qualidades de cada um, é um privilégio podermos escolher os óleos essenciais e todos os demais ingredientes que usaremos em nossos preparos.

Antes de mais nada, precisamos ter um objetivo em mente: o que desejamos para o nosso corpo ou a nossa face? Um produto hidratante, relaxante, diurético? Que remova manchas? Saber o objetivo é o primeiro passo. O ideal é focar e criar produtos específicos, com benefícios que se complementem, isto é, tente não agregar tantos benefícios distintos em um só produto; lance mão apenas daqueles que sejam afins. Por exemplo, podemos criar um creme corporal hidratante e nutritivo (sempre, de preferência) que seja bom para movimentar líquidos e o sistema linfático e acalmar as emoções. A escolha dos "ingredientes" para cumprir esse papel deve ser realizada de acordo com as fichas dos veículos carreadores e dos óleos essenciais.

O passo seguinte é determinar a quantidade do preparo a ser feito. Para corpo e face, não é recomendável que se façam grandes quantidades – você pode fazer cerca de 30 g para a face e 200 g para o corpo, e isso durará algumas semanas. Não exagerar nas quantidades elimina a necessidade de conservantes, além de possibilitar que se criem diferentes sinergias. Para massagem, tudo depende do tipo, mas se você tem uma ideia do quanto se gasta por sessão, esta é a quantidade a ser produzida. O ideal é fazer o preparo no momento da sessão e usá-lo totalmente, para não haver sobras. Caso você vá preparar algo que será usado com regularidade (por exemplo, uma sinergia para redução de medidas), pode fazer uma quantidade maior, para durar algumas sessões, tomando o cuidado de armazenar a sinergia em um frasco com uma válvula reparadora ou do tipo *pump*, que evita a contaminação por contato com o meio externo. Vale lembrar que esse tipo de preparo em quantidade maior só pode ser realizado no ambiente domiciliar, uma vez que, em clínicas terapêuticas e estéticas, produtos manipulados não podem ser armazenados. O próximo passo é calcular a quantidade dos óleos essenciais e dos demais ingredientes, assunto de que trataremos mais adiante.

O quadro 1 traz concentrações de óleos essenciais recomendadas para uso na pele. Essa é a forma que mais apresenta diferentes dosagens, pois variam de acordo com a idade da pessoa.

Quadro 1. Concentração de óleos essenciais indicada por faixa etária.

FAIXA ETÁRIA	%
Recém-nascidos	0,00%
Bebês de até 3 meses	0,10%
Bebês de 3 a 24 meses	0,25%
Crianças de 2 a 6 anos	1,00%
Crianças de 6 a 14 anos	1,50%
De 15 anos em diante	2,50%
Adultos com pele sensível, ou uso facial*	1,00%
Adultos, ou uso local (ex.: creme para dor no joelho)	5,00%

*Ou a quantidade máxima indicada na ficha de segurança nº 3.

Bebês recém-nascidos nunca devem receber óleos essenciais na pele, pois sua pele é muito sensível e mais permeável aos óleos essenciais. Eles também têm menor capacidade metabólica, pois apresentam menor concentração de enzimas (Tisserand; Young, 2014). A partir de um mês de vida podemos começar a usar óleos essenciais na pele a 0,1%, porém apenas de forma pontual até os 3 meses. A concentração pode ir aumentando conforme a idade, até o máximo de 2,5% em adolescentes acima de 15 anos e adultos.

As concentrações apresentadas no quadro 1 são sugeridas como dosagens mínimas para cada idade. Para quem desejar usar dosagens maiores, as máximas equivalem ao dobro das mínimas, mas, em minha experiência, as mínimas são absolutamente suficientes, tanto para uso em massagens quanto em cosméticos – lembrando que em massagens a fricção realizada aumenta a temperatura da pele e a circulação sanguínea, potencializando a ação dos óleos (mais um motivo para não usar uma dosagem maior do que a sugerida). A exceção é o uso local dos óleos essenciais; nestas situações, quando uma parte do corpo está necessitando de uma atenção maior, justifica-se o uso de uma dosagem maior. É o caso de torções, condição na qual pode se realizar uma compressa fria com uma dosagem maior de óleos essenciais, ou de contraturas musculares e torcicolos, quando podemos aplicar óleos essenciais antiespasmódicos, anti-inflamatórios e até analgésicos para reduzir a dor. Na maioria das vezes, 5% é uma concentração suficiente, mas em casos mais doloridos, ou se o óleo essencial não tiver contraindicação na dosagem, pode-se chegar a até 10%, embora em minha experiência pessoal eu só tenha chegado a essa dosagem uma vez.

Ao analisarmos o quadro 1, surge a dúvida: como calcular a quantidade de gotas? Dependendo da densidade, da temperatura ambiente e do tipo de gotejador ou conta-gotas, para cada mililitro de óleo essencial conseguimos contar entre 20 e 40 gotas. Para facilitar a vida e os cálculos, podemos padronizar da seguinte forma:

1 mL = 30 gotas de óleo essencial

Este valor poderá variar de acordo com a fonte bibliográfica. Você pode usar a fonte que melhor lhe convier, desde que mantenha sempre o mesmo padrão. Então, como trabalhamos com as dosagens em porcentagem, basta calcular a quantidade de mililitros de óleo essencial de acordo com o quadro 1 e multiplicar cada mililitro por 30. Assim, encontramos a quantidade de gotas, já que em geral compramos os frascos com gotejadores. Podemos também usar o quadro 2, a seguir, que já informa a quantidade de gotas para determinada quantidade de base em cada dosagem específica.

Quadro 2. Gotas de óleo essencial por faixas de quantidade de base em mL.

DOSAGEM	QUANTIDADE EM ML									
%	10	20	30	40	50	60	70	80	90	100
0,10%				1	1	1	2	2	2	3
0,25%	1	2	3	3	4	5	6	6	7	
1,0%	3	6	9	12	15	18	21	24	27	30
1,5%	4	9	13	18	22	27	31	36	40	45
2%	6	12	18	24	30	36	42	48	54	60
2,5%	7	15	22	30	37	45	52	60	67	75
5%	15	30	45	60	75	90	105	120	135	150

Como a maioria de nós não possui balança de precisão calibrada pelo Inmetro para medir a quantidade de óleo essencial em gramas quando temos uma base mais sólida, como creme, loção ou gel, geralmente medida em peso, adotaremos a medida dessa base em mililitros. Essa é outra forma de padronização, talvez até uma contravenção matemática. Para óleos vegetais, a conta permanece em mililitros, por serem líquidos.

Um exemplo: se quisermos preparar um gel para acne para uma pessoa adulta com uma base pesando 30 g, usaremos a dosagem de 1% (conforme indicado para uso facial no quadro 1):

30 gramas × 1% = 30 × 0,01 = 0,3 g, ou 0,3 mL

Como 1 mL é igual a 30 gotas, portanto,

0,3 mL é igual a 0,3 × 30 = 9 gotas

Ou, olhando no quadro 2, basta cruzarmos a linha do 1% com a coluna dos 30 mL (que estabelecemos como igual a 30 g) e encontraremos o 9:

DOSAGEM	QUANTIDADE EM ML								
%	10	20	30	40	50	60	70	80	90	100
0,10%				1	1	1	2	2	2	3
0,25%		1	2	3	3	4	5	6	6	7
1,0%	3	6	9	12	15	18	21	24	27	30
1,5%	4	9	13	18	22	27	31	36	40	45
2%	6	12	18	24	30	36	42	48	54	60
2,5%	7	15	22	30	37	45	52	60	67	75
5%	15	30	45	60	75	90	105	120	135	150

ÓLEOS VEGETAIS E DEMAIS CARREADORES

Em massagens e banhos de imersão, os óleos vegetais auxiliarão no relaxamento, na desintoxicação do corpo e no amaciamento da pele. É muito agradável usar óleos essenciais diluídos em óleos vegetais sobre o corpo e o cabelo, perfumando-os. Também é possível usar essa diluição em partes do corpo doloridas ou que sofreram uma torção, por exemplo.

Os óleos vegetais podem ser passados puros sobre a pele, e é raro que haja alguma contraindicação, a não ser para alérgicos (no caso do óleo de amêndoas, por exemplo). Ainda assim, são raros os registros de reações – elas aparecem apenas para óleos refinados, já sem muitos dos princípios ativos.

Em geral, os óleos vegetais proporcionam uma sensação de calor na pele, sendo preferidos quando a temperatura ambiente está mais fria. Em dias de ventania eles são bons protetores, recomendando-se que sejam usados puros, mas sempre sobre uma camada de hidratante em forma de creme ou gel. Como nossa pele é composta de um manto hidrolipídico, é importante passar tanto óleo quanto água sobre esse manto. Além disso, é prudente saber que o fator de proteção solar dos óleos vegetais é em geral muito baixo. Para proteger a pele, é preciso um cuidado diário de hidratação, aliado ao uso de uma barreira física quando houver exposição solar prolongada. Já quando a pele está irritada, é necessário cautela para que os óleos não esquentem e a irritem ainda mais. Nesses casos, é melhor usar os hidrolatos de lavanda ou camomila, mais refrescantes.

Além dos óleos vegetais, temos como carreadores as bases neutras cosméticas, como cremes, loções e géis neutros (sem aroma). A maior preocupação ao adquiri-las é saber se possuem petrolatos e conservantes classificados como nocivos à saúde, a exemplo do BHT, de parabenos e formaldeídos. Estes podem ser substituídos por conservantes naturais em formulações para as quais se deseja uma duração superior a seis meses. Idealmente, é preferível criar preparados que durem menos tempo, cerca de três meses, para alternar as possibilidades e evitar o risco de perderem seus efeitos.

Ao contrário dos óleos vegetais, as bases neutras cosméticas, por serem à base de água, possuem natureza mais fria e refrescante, o que pode agradar algumas pessoas, mas não todas. Verifique sempre se o toque na pele está agradável ou se é melhor substituir por óleo vegetal. Além dessa afinidade com a temperatura, a escolha da base ou veículo carreador deve considerar o tipo e a condição da pele e até o preço dos produtos. Por exemplo, o óleo de jojoba e o de rosa-mosqueta são bem nobres e por isso costumam ser usados somente na face. Pelo mesmo motivo, pracaxi e argan costumam ser usados somente em pontas de cabelos. Já amêndoas e girassol podem ser usados no corpo todo.

As proporções entre óleo, gel, creme ou loção (podendo-se adicionar hidrolatos, gel de aloe vera e outras possibilidades) vão depender também da extensão da parte do corpo a que as formulações cosméticas se destinam e, como mencionado, do tipo e da condição da pele. Mãos, pés, cotovelos e joelhos merecem algo mais nutritivo, portanto com mais manteiga ou óleo vegetal. Outras partes, como pernas, costas e barriga, que ficam menos expostas, podem receber preparações mais líquidas. Ao pensar nos cuidados da face, do colo e dos braços, vale considerar que recebem mais radiação. Hidratar e nutrir a pele é uma caderneta de poupança para uma pele sempre jovem!

A proporção de óleo vegetal para cada tipo de produto cosmético varia de acordo com a parte do corpo em que será aplicado. Veja no quadro 3 as concentrações médias, que podem variar conforme o que for melhor para a pele em questão – por exemplo, na pele oleosa ou acneica, 5% é uma ótima proporção, mas pode aumentar até 10% se a pele for mais seca ou madura.

Quadro 3. Proporção de óleo vegetal em diferentes tipos de produtos cosméticos, para diferentes partes do corpo.

PRODUTO	ÓLEO VEGETAL
Para massagem	20%
Creme facial	5%
Creme para mãos e pés	10%
Loção corporal	5%
Gel facial	5%
Gel de aloe vera	10%
Demaquilante	20%

Algumas observações:

- Na massagem, a quantidade de 20% se aplica quando a mistura for feita em base de creme neutro e óleos essenciais, sendo possível usar até uma proporção maior. Costumo usar 20% dependendo da marca, para poder deslizar bem na pele.

- A base para cremes e loções pode ser a mesma. A loção é mais fluida e, portanto, basta acrescentar hidrolato ou gel de aloe vera até obter a consistência desejada, adicionar o óleo vegetal e os óleos essenciais.

- No caso do gel facial, inclusive para peles oleosas ou acneicas, é importante adicionar óleos vegetais leves, como de maracujá ou calêndula, pois, sendo de qualidade, não tornarão a pele mais oleosa ou mais inflamada, pelo contrário.

- Em geral, é importante verificar a textura da base de gel, adicionando um pouco de água ou hidrolato – normalmente a quantidade a ser adicionada varia de marca para marca, podendo ser entre 10% e 30% e às vezes até mais. É recomendável testar antes, definindo a quantidade ideal, para só então pesar e calcular a quantidade de óleo vegetal e de óleos essenciais.

- Para o gel de aloe vera ou babosa, caso você vá trabalhar com a base já pronta para uso, basta adicionar o óleo vegetal na proporção de 5% (facial) a 10% (corporal) e os óleos essenciais. Se o gel a ser usado for feito em casa, diretamente da planta, pode-se considerar as mesmas proporções, entretanto ele deve ser mantido na geladeira por no máximo três dias. Caso mude de cor e aroma, deve ser descartado.

- Para demaquilantes, pode ser usado um óleo vegetal puro, porém, para que fique mais econômico, pode-se considerar a proporção de 20% de óleo vegetal e 80% de hidrolato, numa mistura bifásica que pode ser armazenada em um frasco com tampa ou válvula spray, agitando sempre antes de usar e dispondo uma pequena quantidade em um pedaço de algodão para remover a maquiagem e limpar a face. Caso a maquiagem seja muito forte, pode-se aumentar a proporção de óleos vegetais.

PREPARO

Para preparar cremes ou uma sinergia para massagens, devemos considerar a dosagem indicada para cada idade, a sensibilidade da pele e a área de aplicação. A dosagem determinada será a quantidade máxima de óleo essencial, independentemente da quantidade de tipos de óleos essenciais utilizados. Por exemplo, para uma pessoa adulta, sem pele sensível, que vai aplicar a preparação no corpo, a dosagem recomendada é de 2,5%.

Em massagens, pode-se usar tanto creme neutro apropriado para incorporação de óleos essenciais quanto óleos vegetais prensados a frio. A diferença é que cremes têm uma temperatura mais fria e podem ser mais indicados em dias de calor ou para pessoas que desgostam da textura dos óleos vegetais ou não querem melecar a roupa após a massagem. De qualquer forma, o creme precisará de uma quantidade de 20% a 30% de óleo vegetal para permitir o deslizar das mãos nas manobras, senão o resultado será mais de uma esfoliação do que de uma massagem. A meu ver, o uso de óleo vegetal é mais indicado para esse fim; em geral, como já dito, os óleos vegetais com textura mais oleosa e que deixam muito resíduo na pele, isto é, que não são muito bem absorvidos, são adulterados com óleo de cozinha refinado, de soja ou milho. Óleos vegetais como o bálsamo de copaíba (indicado para dores musculares e problemas respiratórios), de semente de uva e de amêndoas (indicados para questões estéticas ou quando se deseja um aroma mais neutro), de abacate (indicado para pele desidratada) e de maracujá (usado como relaxante) são bem leves e muito bem absorvidos, quase não deixando resíduos nem exigindo grandes quantidades para abranger o corpo todo. Apenas a yoga massagem ayurvédica, técnica criada por Kusum Modak, exige uma quantidade maior de óleo, por suas longas manobras.

Para cosméticos como cremes, loções e géis corporais e faciais, a escolha da base neutra é fundamental, como destacado no capítulo que trata de carreadores. A mesma dosagem é recomendada para o uso em massagem, conforme apresenta o quadro 1 deste capítulo. Para o uso facial, em geral não se ultrapassa 1%. Essa baixa dosagem faz sentido, para proteger partes da face mais sensíveis, como a área próxima às narinas, e evitar reações em caso de uso inadvertido de óleos essenciais irritantes de pele.

Por último, os óleos vegetais corporais e faciais podem ser usados puros ou com óleos essenciais, e seu principal benefício é a proteção contra a evaporação da água de nosso corpo, que resseca a pele. Manteigas vegetais têm o mesmo efeito e são ainda mais potentes. Por isso, recomendo a mistura de ambos.

Escolhida a forma de uso, os óleos essenciais e as bases ou veículos carreadores, basta misturá-los: primeiro a base, depois os demais ingredientes e, por último, os óleos essenciais, que são mais finos e podem ser tanto misturados entre si previamente quanto adicionados um a um à sinergia. Antioxidantes como vitamina E ou óleo-resina de alecrim são boas possibilidades para preparados que vão ser usados por mais de 6 meses, sendo em geral adicionados na dosagem de 0,5%, aproximadamente. Para proteger da oxidação, evite a manipulação direta no frasco. Espátulas de plástico ou silicone são ótimas para esse fim.

BANHOS E ESCALDA-PÉS

Todo banho pode ser um momento terapêutico, seja um banho de chuveiro, de banheira, de assento ou um simples escalda-pés. Adicionar óleos essenciais aos banhos aumenta ainda mais esse potencial terapêutico, independentemente do propósito: relaxar, desintoxicar, estimular. Basta fazer as escolhas certas.

BANHO DE CHUVEIRO: SABONETES, XAMPU E CONDICIONADOR

É recorrente a recomendação de pingar gotas de óleos essenciais no canto do boxe do chuveiro. Isso, porém, pode ser apenas um desperdício. Podemos fazer um banho simples dispersando cerca de cinco gotas de óleo essencial em uma colher de sopa de sal de cozinha em uma jarra com água do chuveiro, despejando sobre o corpo como um último enxágue. Há algumas menções de uso de óleo essencial puro sobre a pele no banho, mas o único que considero recomendável para isso é o de lavanda. Pode-se pingar algumas gotas do óleo sobre as mãos e passar sobre o corpo ainda úmido, deixando a pele absorvê-lo totalmente. Mas o melhor é preparar um óleo corporal, aplicar uma pequena quantidade sobre as mãos e massagear o corpo ainda úmido após o banho, deixando secar naturalmente. Dê preferência aos óleos não irritantes ou não sensibilizantes, pois a dupla "água + temperatura alta" torna os óleos essenciais muito mais absorvíveis pela pele.

Podemos também fazer sabonetes líquidos ou sabonetes sólidos caseiros usando óleos essenciais. Para um sabonete líquido, basta fazer ou comprar uma base neutra específica para esse fim, de preferência mais natural e biodegradável (sem lauril sulfato, que nada mais é do que um desengordurante muito comum em xampus e detergentes e que faz espuma, mas demora a ser eliminado do meio ambiente e polui). Há também no mercado alguns sabonetes enriquecidos com gel de aloe vera. A dosagem, neste caso, é de 1%, ou seja, 30 gotas para cada 100 mL de base.

Existem várias saboeiras que fabricam sabões sólidos artesanais com óleos essenciais e óleos e manteigas vegetais, e felizmente está em tramitação um projeto de lei no Senado Federal para incluir a saboaria artesanal na Lei n° 13.180, de 22 de outubro de 2015, conhecida como Lei do Artesanato. Assim não será obrigatório que os sabões sejam produzidos em ambiente industrial, com um responsável químico e todas as demais exigências perante a Anvisa, que muitas vezes inviabilizam a manutenção do negócio para a maioria das saboeiras, já que, sendo artesãs, obviamente não produzem em uma escala que justifique tantos custos. O charme da saboaria artesanal é justamente o feitio manual. A cura do sabão demanda tempo, e a produção envolve muito amor e dedicação de praticamente uma pessoa só. Isso sem falar da escolha de matérias-primas nobres, como óleos essenciais 100% puros e naturais e óleos e manteigas vegetais prensados a frio, além das embalagens ecológicas e ervas desidratadas de qualidade.

É preciso, porém, estar atento: assim como existem óleos essenciais de má qualidade, existem muitos sabonetes artesanais feitos com essências sintéticas e petrolatos. Um sabão artesanal de qualidade deve custar entre R$ 15,00 e R$ 30,00 a unidade, o que pode parecer caro diante do valor dos sabonetes industrializados e dos artesanais com essências sintéticas. Mas costumo comparar esse tipo de gasto com uma poupança para o futuro de nossa pele – usar esse tipo de sabão é a primeira etapa no cuidado para uma pele saudável. Na realidade, é a segunda, pois a primeira é o próprio banho. Da mesma forma que os sabonetes industrializados, banhos muito quentes e longos costumam tirar a proteção natural da nossa pele e podem provocar dermatites e pitiríase alba. Além de não removerem a oleosidade natural da pele, os sabões artesanais a protegem, preparando-a para o próximo passo, que é a hidratação. Os óleos essenciais presentes no sabão surtirão efeito muito mais por meio do sistema límbico do que por absorção na pele, e só isso já vale a pena, pois, como falamos, o banho pode ser um momento terapêutico. Nessa hora, podemos esquecer de tudo, deixar alguns problemas escorrerem pelo ralo ou ter ideias e inspirações para resolvê-los.

Também faz parte do banho o cuidado dos cabelos. O primeiro desses cuidados é não usar água muito quente, para não ressecar os fios e não estimular muito as glândulas sebáceas – prefira água morna. Além disso, para não estimular em excesso essas glândulas, evite lavar o cabelo todos os dias. Outro cuidado importante é secar os fios com secador em temperaturas não muito altas, para evitar seborreia e fungos.

Temos vários óleos essenciais com propriedades adstringentes, antifúngicas e antioxidantes que podem ser incorporados à base de xampus e condicionadores, em frascos de no máximo 200 mL, com uma boa durabilidade. Xampus com óleos essenciais têm como objetivo não apenas lavar, mas tratar: queda, caspa, micose, seborreia, oleosidade, desidratação, entre outras questões. O xampu não perfuma os cabelos, mas o condicionador pode manter um pouco o aroma dos óleos essenciais nos fios e auxiliar no tratamento. A concentração é sempre de 1%, não havendo necessidade de usar mais do que isso. Bases neutras também já se encontram à venda, sendo preferíveis aquelas sem lauril sulfato de sódio.

Para quem tem queda de cabelo, o principal é gerenciar o estresse e estar atento aos produtos e cuidados adequados. A queda pode ser motivada, entre outras razões, por momentos de maior estresse, predisposição genética ou fase da vida em que a pessoa se encontra (por exemplo, após a menopausa, quando os hormônios femininos diminuem e os cabelos tendem a rarear). Se a queda ocorre por conta da menopausa, o óleo usado pode ser o de sálvia-esclareia; se for por conta de oleosidade, pode ser cipreste ou grapefruit. Vale lembrar que essas recomendações são para diluição no xampu e no condicionador, não para uso puro.

Todas as recomendações contra queda valem também para a caspa. O enxágue, neste caso, é ainda mais importante, para não deixar resíduos. O óleo de tea tree funciona bem para caspa, assim como o de cedro-do-atlas, patchuli, copaíba e eucalipto citriodora.

Para quem tem cabelos brancos, os cuidados básicos devem se intensificar, porque o fio fica mais fino. Para quem deseja retardar seu aparecimento, é possível incluir óleo essencial de alecrim no xampu e condicionador, por ser um ótimo antioxidante. Outra opção é usar hidrolato de alecrim no couro cabeludo após a lavagem. Na oleação capilar, também se recomenda o alecrim. Mas lembre-se de consultar as contraindicações na ficha. Para quem não pode usar alecrim por conta das contraindicações, é possível substituí-lo por outro óleo essencial de efeito antioxidante, por exemplo, o óleo essencial de cravo folhas, a 0,5%, no xampu e condicionador.

Por último, para dar brilho, óleo essencial de ylang-ylang, que, além de tudo, perfuma, acalma e inspira.

BANHO DE BANHEIRA

Um bom banho de banheira, além de prazeroso, pode ter efeitos sobre os músculos, relaxando-os, sobre o sistema linfático e demais órgãos do corpo, melhorando o metabolismo e eliminando toxinas, e é ótimo também como pré-tratamento de uma drenagem ou esfoliação corporal.

Para dispersar óleos essenciais em uma banheira, podemos usar sal de epsom, conhecido também como sal amargo, que nada mais é do que sulfato de magnésio, um broncodilatador, antidepressivo natural e relaxante muscular que ajuda também na desintoxicação do fígado, em arritmias cardíacas, crises asmáticas, fibromialgia, artrite e até herpes (Schnaulbelt, 2011). Recomenda-se a partir de 2 colheres de sopa de sal para cerca de 10 gotas de óleo essencial, novamente evitando os irritantes e sensibilizantes de pele, bem como aqueles que se tornam sensibilizantes quando oxidados. Caso o sal de epsom não esteja disponível, pode-se usar sal de cozinha.

Há quem disperse os óleos em leite em pó – os veganos podem usar leite de coco em pó –, em mel, em gel de aloe vera (que pode auxiliar nas questões de pele e hidratação) ou em sabonete líquido neutro, sem fragrância. Só não é recomendável dispersá-los em óleos vegetais, especialmente se for utilizado o sal de epsom, para não impedir sua penetração na pele. Outro problema do óleo vegetal é que depois do banho é preciso lavar a banheira inteira com água e detergente até sua completa remoção, e fazer isso depois de uma atividade que deveria ser relaxante não é nem agradável nem ecológico.

Como a água do banho de banheira normalmente é mais quente do que morna, os óleos essenciais tendem a evaporar rapidamente. Uma solução para tornar o momento olfativamente mais agradável é aromatizar o ambiente, seja com velas em um réchaud, seja com um difusor de tomada ou ultrassônico. Aproveitando que a pele está super-receptiva aos óleos essenciais, passar um óleo corporal após o banho é fechar o momento com chave de ouro.

Um detalhe importante: como banhos muito quentes fazem a pressão arterial baixar, eles podem ser benéficos para quem tem pressão alta. Essas pessoas podem usar e abusar de óleos essenciais hipotensores. Já quem sofre de hipotensão deve evitar banhos muito quentes e optar por óleos essenciais considerados hipertensores. Veja o quadro 4, a seguir, com os principais óleos essenciais que afetam a pressão arterial.

Quadro 4. Óleos essenciais que interferem na pressão arterial.

HIPOTENSORES	HIPERTENSORES
Capim-limão	Alecrim
Laranja-doce	Hissopo
Lavanda	Sálvia-comum
Limão	Tomilho
Sálvia-esclareia	
Ylang-ylang	

BANHO DE ASSENTO

Banhos de assento não tratam apenas questões ginecológicas – muito embora sejam realmente fantásticos para esse propósito, ajudando a resolver problemas como corrimentos vaginais, feridas e lacerações simples, candidíase e bartolinite.* Eles também são indicados para tratar hemorroidas e constipação e auxiliam na recuperação pós-parto normal.

Alguns cuidados básicos são necessários: para hemorroidas, a posição de cócoras pode não ser muito confortável (neste caso, talvez o mais indicado seja colocar a bacia sobre uma plataforma baixa, o que vale também se o banho se destinar a pessoas idosas ou que apresentem alguma dificuldade para se levantar); também se deve ter atenção à temperatura, não apenas para não queimar o corpo, mas porque, dependendo do quadro, a alta temperatura pode melhorá-lo ou piorá-lo – em casos de hemorroidas pode haver a piora; já em casos de constipação, o calor tende a ser favorável, pois estimula os movimentos peristálticos.

Outro cuidado importante para esse tipo de banho é a escolha do carreador em que diluir os óleos essenciais. Em banhos de assento não usamos sal. Para a diluição podemos usar gel de aloe vera (inclusive o extraído da babosa fresca – veja a p. 162); tintura hidroalcoólica de barbatimão, de aroeira (para corrimentos, pós-parto, feridas e hemorroidas) ou de camomila (para feridas, pós-parto e candidíase); e até bálsamo de copaíba para todas as questões mencionadas.

Cinco gotas são uma boa quantidade de óleo essencial. Primeiro, dilua as gotas no carreador; depois, coloque na água quente. O banho de assento deve durar de quinze a vinte minutos.

---

* Inflamação das glândulas de Bartholin, responsáveis pela lubrificação vaginal.

Aloe vera: como extrair

Para extrair o gel da aloe vera (ou babosa), escolha uma folha bem verde, madura e suculenta. Corte-a na base, de modo a preservar a planta. Em um recipiente, deixe escorrer o exsudato (um líquido amarelo-amarronzado que muitos chamam de aloína) por cerca de seis horas. Depois, lave muito bem a casca externa com esponja e sabão. Corte a parte lateral sobre uma tábua limpa, com uma faca afiada e limpa, removendo os espinhos. Em seguida, corte a folha/casca pelo lado mais plano. Com uma espátula ou uma colher de sopa, remova a polpa. Coloque-a em um outro recipiente com água limpa para tirar qualquer sujidade e processe em um liquidificador ou mixer que esteja bem higienizado, para evitar contaminações. Armazene o gel em um pote de vidro esterilizado e mantenha na geladeira. Caso mude de cor, ficando marrom ou até cor-de-rosa, o gel deve ser descartado, pois oxidou ou foi contaminado. O gel pode ser usado fresco no corpo ou no cabelo e para diluir óleos essenciais, uma vez que possui pequena quantidade de óleos vegetais em sua composição. No entanto, não deve ser adicionado a cremes cosméticos sem conservantes, por sua instabilidade e suscetibilidade a contaminações. Nesse caso, prefira a aloe vera industrializada, verificando o teor de aloe em relação a outros constituintes – quanto maior o teor, melhor a qualidade.

ESCALDA-PÉS

Este é um dos tipos de banho mais simples e fáceis de pôr em prática, e seus efeitos são muito evidentes e poderosos, especialmente em casos de dores e cansaço nas pernas. Pessoas que trabalham muitas horas em pé, que costumam ter extremidades frias ou problemas circulatórios podem melhorar sua qualidade de vida simplesmente enchendo um balde com água quente, misturando cerca de 10 gotas de óleos essenciais dispersados em 2 colheres de sopa de sal de cozinha ou sal de epsom e mergulhando os pés até cobrir a panturrilha por cerca de 15 minutos. Usar um balde é mais indicado do que uma bacia pois ela cobre apenas os pés, e cobrir as panturrilhas garante uma melhor circulação, auxiliando no retorno venoso. Para pernas cansadas e doloridas pode-se usar óleos essenciais de capim-limão, vetiver, alecrim, cipreste, pimenta-negra, lavanda, hortelã-pimenta e manjerona. Todos esses (exceto alecrim, pimenta-negra e hortelã-pimenta) ajudarão também a aliviar o estresse, tornando o momento do escalda-pés um ritual de relaxamento total ao final de um dia cansativo.

Só não é recomendável que o escalda-pés seja muito quente em caso de varizes, pois o calor dilata os vasos sanguíneos, o que pode piorar o quadro. O mais indicado então é usar água morna e óleos essenciais com propriedades vasoconstritoras, como o de cipreste, néroli, limão-siciliano, gerânio, immortelle, tea tree, cajeput, niaouli, nardo e patchuli. Apesar disso, escalda-pés podem ser preventivos dessa mesma condição quando em estágio inicial.

Com essa exceção mencionada em relação às varizes, não há contraindicações para os escalda-pés, e eles podem ser realizados diariamente. Ervas medicinais secas ou frescas e argilas também podem ser incluídas, potencializando os efeitos.

INALAÇÃO

A forma mais simples de usar óleos essenciais é pela inalação. O único pré-requisito é ter olfato para sentir o aroma e, assim, seus efeitos. Basta abrir o frasco, borrifar um spray ou pingar em um lenço, entre muitas outras formas de uso. Você pode, inclusive, inventar a sua.

COLARES AROMÁTICOS

Colares aromáticos são acessórios que possuem um pequeno vaso, ânfora ou recipiente onde é possível pingar algumas gotas de óleos essenciais. Esses colares são ideais para quem deseja carregar os aromas e seus benefícios para qualquer lugar e em qualquer momento. Uma das vantagens é que só a pessoa que usa o colar percebe o aroma, e mesmo que o acessório pareça diminuto seus efeitos são bastante perceptíveis: no humor, no equilíbrio, na redução da ansiedade e da irritação, no combate à falta de concentração, aos efeitos da TPM e aos desconfortos da menopausa, na melhora da libido e de sintomas de depressão, entre outras questões.

O artesão Marco Ortega desenvolveu essa técnica, criando pequenas ânforas em cerâmica queimadas a mais de 1.000°C, processo que, além de tornar a peça quase inquebrável, impede que ela absorva o óleo essencial. Esses pequenos recipientes podem ser usados praticamente para sempre, bastando pingar algumas gotas de óleo essencial em um pequeno pedaço de algodão, que pode ser mantido ou trocado quando se deseja mudar o aroma – ou quando o algodão ficar muito impregnado. Depois que o método se difundiu, muitos materiais passaram a ser usados, como prata, aço inoxidável, vidro, crochê, tecido, cristais e até MDF, servindo a todos os gostos e bolsos.

Não há regra definida para o uso dos colares aromáticos. Basta escolher os óleos essenciais conforme a necessidade do momento e o horário. Dê preferência aos mais estimulantes de manhã, aos digestivos depois do almoço e aos relaxantes ao anoitecer (é ótimo pingar algumas gotas de óleo para este fim no retorno do trabalho para facilitar a vinda do sono). A quantidade de gotas também vai depender da intensidade e volatilidade de cada óleo, e nada melhor que a experiência para dizer isso. Capim-limão e litsea cubeba, por exemplo, são muito intensos e duram bastante, então uma gota é mais do que suficiente; cítricos fotossensibilizantes devem ser evitados, ou é preciso ter certeza de pingá-los bem dentro do acessório, para que não haja chance de vazarem ou de entrarem em contato com a pele; o de canela folhas é tão intenso e tão denso que o ideal é criar uma sinergia (por exemplo, 10 gotas de canela folhas para 90 gotas de laranja-doce, que não é fotossensibilizante, pingando 2 gotas no colar). Para as sinergias, a recomendação é preparar não mais do que 150 gotas ou 5 mL, pois, supondo que a pessoa use cerca de 5 gotas por dia, essa sinergia durará 30 dias, tempo suficiente para um tratamento apresentar seus efeitos, podendo ser mudado ou não de acordo com as necessidades. Para crianças, o ideal é aguardar uma idade em que o colar não ofereça riscos de enforcamento.

Algumas variações do colar são: alfinete, pulseira, brinco e pin aromático, um tipo de broche que pode ser feito de crochê ou outro material e preso com um alfinete à roupa para quem não gosta de usar nada no pescoço.

INALAÇÃO A VAPOR

A inalação a vapor é uma técnica muito antiga, passada de pais para filhos. Antes da introdução de pomadas expectorantes e suas variações pela indústria farmacêutica, usar vapor quente associado ao aroma de plantas, como o eucalipto, era algo que muitos costumavam fazer em casa ao menor sinal de obstrução nasal. A aromaterapia ajudou a resgatar essa prática ancestral realizada pelos egípcios (Haaije De Boer; Hagedoorn; Grasmeijer, 2022) e que se assemelha muito com uma sauna úmida, trazendo basicamente os mesmos benefícios.

Como nem todo mundo pode ter um pé de eucalipto no quintal, usar óleos essenciais tornou-se muito prático. Basta ferver água, despejar em um recipiente (preferencialmente térmico para evitar acidentes, sobretudo ao tratar crianças e idosos) e pingar na água apenas uma gota do óleo essencial escolhido, criando uma espécie de cabaninha com uma toalha para cobrir ao mesmo tempo a cabeça e o recipiente, inalando o vapor com os olhos fechados (também é possível improvisar usando água quente e uma caneca de louça, cerâmica ou vidro e as mãos em conchas cobrindo o recipiente, respirando entre elas). Nesse momento, como a temperatura da água é alta, apenas uma gota de óleo essencial é suficiente, até porque alguns óleos, ao mesmo tempo que são ótimos para infecções respiratórias, são extremamente irritantes para as mucosas nasais, a exemplo do tea tree. Passado o aroma, pode-se pingar 2 gotas, depois 3, finalizando o ciclo com 4, num total de 10 gotas usadas ao longo de cerca de 10 minutos. Caso haja irritação ou acesso de tosse ou a pessoa seja asmática, pode-se interromper a inalação ou aguardar a temperatura abaixar um pouco e usar menos gotas.

Para tratar congestão nasal, rinite, sinusite e bronquite, recomenda-se o óleo essencial de hortelã-pimenta, bem como o de copaíba, o de eucalipto globulus e o de alecrim. Ao tratar crianças abaixo de 10 anos, no entanto, é preciso estar bem atento, pois alguns óleos essenciais são contraindicados: o de hortelã-pimenta e aqueles ricos em 1,8-cineol. Ainda no que diz respeito ao tratamento de crianças, se ela está adormecida e não há a possibilidade de realizar uma inalação, uma solução muito simples é passar na região peitoral o bálsamo de copaíba, um óleo-resina com consistência de óleo vegetal muito seguro e que atuará como anti-inflamatório e descongestionante. O bálsamo de copaíba também é o mais indicado ao usar o inalador elétrico infantil, para não haver o risco de corroer o copinho de plástico.

Não é recomendável usar óleos essenciais em umidificadores ultrassônicos, pois suas partes internas não foram projetadas para recebê-los e podem derreter. Apenas equipamentos específicos para óleos essenciais devem ser usados – aromatizadores ultrassônicos. Embora em geral tenham um custo alto, se importados por empresas que oferecem garantia e manutenção em caso de avaria, esses aromatizadores têm ótimo custo-benefício em termos de consumo de óleos essenciais, pois liberam gradativamente as moléculas no ambiente ao mesmo tempo que o umidificam, já que não utilizam calor.

AROMATIZADORES DE AMBIENTE

Quando falamos em aromatização de ambientes, é preciso considerar também os aspectos éticos envolvidos. As pessoas expostas ao aroma, caso não gostem dele, podem não ter a opção de sair do local, como acontece, por exemplo, em hospitais.

A maior dificuldade da aromatização ambiental em espaços hospitalares é a resistência a cheiros, tanto por parte dos colaboradores (médicos, enfermeiros, auxiliares, administradores) quanto por parte dos pacientes. Aromas mexem de diferentes formas com as pessoas. Com isso não queremos dizer que os óleos essenciais possam fazer mal, porém, ao atingirem o sistema límbico, eles costumam despertar memórias (nem sempre agradáveis) e trazer à tona as mais diversas emoções, o que acaba provocando essa resistência. Em razão disso, as opções de óleos essenciais para ambientes hospitalares são bastante limitadas. Uma escolha segura é uma sinergia de limão-siciliano e capim-limão, com limão em maior proporção. Estes são aromas bem comuns e agradáveis, que em geral não encontram resistência olfativa, além de terem propriedades antissépticas, sedativas e antidepressivas.

Em outros espaços coletivos, como hotéis, é raro o uso de óleos essenciais. Nesses locais costuma-se dar preferência aos aromas sintéticos, em razão do apelo comercial e até do tamanho dos ambientes, geralmente extensos e com pé-direito alto, exigindo grandes quantidades de essências.

A escolha de óleos para aromatizar ambientes de trabalho também é delicada, embora seu uso seja benéfico não apenas em termos de produtividade, com redução do sono e melhora da concentração, mas também no que diz respeito ao relacionamento entre as pessoas, já que reduzem o estresse e o cansaço, melhoram a imunidade, entre outros benefícios que resultam num estado de satisfação geral. Entretanto, as mesmas resistências encontradas no ambiente hospitalar costumam aparecer no ambiente dos escritórios, e o mais indicado neste caso é usar a mesma sinergia: limão-siciliano e capim-limão.

Aromatizar ambientes familiares é mais fácil. Basta escolher o óleo essencial de acordo com a dinâmica entre as pessoas e os objetivos a serem alcançados: cuidar da saúde, melhorar a relação entre pais e filhos, entre irmãos, etc. Na pandemia, quando muitas pessoas passaram a trabalhar em casa, uma sinergia muito usada foi a de limão-siciliano e vetiver, que ajuda na concentração e na tranquilidade.

Em ambientes domésticos, pode-se usar o difusor de tomada, que é mais barato, embora com menor duração das gotas. Ele é pequeno, portátil e fácil de limpar (após o uso, com o difusor fora da tomada, bastar borrifar um pouco de álcool e remover os resíduos com papel-toalha), além de consumir pouca energia e esquentar apenas o suficiente para fazer os óleos essenciais evaporarem. É importante ter algumas informações como parâmetro: cerca de dez gotas de óleo essencial durarão menos de uma hora, portanto, para momentos antes de dormir, esta pode ser uma boa medida – a quantidade pode aumentar, é claro, a depender do tempo que você deseje que o aparelho fique ligado. Colocar um pouco de água ajuda a aumentar a duração do óleo, e essa quantidade de água também pode aumentar a depender do tempo que você deseja manter o difusor funcionando. Para que ele funcione a noite inteira, uma medida possível é metade de água e metade de óleos essenciais. Outra possibilidade é usar um temporizador, ou um timer, para programar o horário de ligar e desligar, inclusive em intervalos curtos, de quinze em quinze minutos, por exemplo, economizando energia e evitando saturar o ambiente.

Existe o mito de que o difusor de tomada, por esquentar os óleos essenciais, faz com que eles percam as suas propriedades. Isso, porém, não faz sentido, uma vez que a maioria dos óleos essenciais é extraída por destilação a vapor, processo em que a temperatura chega a 100°C, um número certamente maior do que esses aparelhos atingem.

Uma queixa comum em relação aos difusores é que, dependendo do óleo essencial, não se percebe seu aroma no ambiente. A esse respeito, duas considerações se apresentam: 1) quando o óleo essencial é muito volátil e suave, como o de limão, bergamota ou pau-rosa, a tendência é que evaporem rápido e realmente não sejam percebidos; 2) quando é muito pouco volátil, mesmo sendo intenso, caso do patchuli, o óleo essencial evapora muito lentamente e demora a ser percebido. Neste caso, o ideal é misturar óleos com as duas características, para que adquiram uma densidade e uma volatilidade intermediárias e se tornem mais presentes no ambiente.

Essas orientações servem para qualquer tipo de difusor, inclusive o réchaud à vela, cujo uso acabou ficando um pouco de lado quando foram lançados os difusores elétricos, embora funcionem tão bem quanto. Sobre o réchaud, é importante saber que a cuba deve comportar uma boa quantidade de água, mais ou menos uma xícara de café, e não pode ser muito baixa, para não superaquecer com a vela, podendo muitas vezes, se for de cerâmica, quebrar ou, na melhor das hipóteses, acelerar a evaporação por conta da fervura da água. Outra recomendação é não deixar o difusor em quartos de crianças nem perto de cortinas ou qualquer material inflamável, para evitar incêndios.

SPRAYS AROMÁTICOS E PERFUMES

Sprays aromáticos são uma forma fácil, rápida e econômica de preparar e usar óleos essenciais. Para cada 100 mL de álcool de cereais, são usadas cerca de 60 gotas, ou seja, uma concentração de 2%. Caso se utilizem apenas óleos essenciais de intensidade alta, como capim-limão, canela, cravo, tomilho, vetiver, citronela, eucalipto, litsea cubeba, jasmim e hortelã, pode-se usar apenas 1% e os efeitos já serão bem perceptíveis.

Para o preparo tanto de sprays quanto de perfumes contendo óleos essenciais, deve-se considerar a regra das notas aromáticas, que, de forma simplificada, divide os aromas por sua volatilidade:

- Notas altas, de topo, de cabeça ou de saída: são aquelas frescas e leves, percebidas primeiramente devido à sua alta volatilidade. Causam o primeiro impacto.
- Notas médias: vêm em seguida às notas altas; são o coração do aroma e dão corpo ao perfume. Duram mais do que as notas altas.
- Notas de base: vêm por último; são ricas e pesadas. Podem ser usadas como fixadores dos óleos de nota alta para que não evaporem tão rápido.

No quadro 5, classificamos alguns óleos segundo notas aromáticas organizadas em cinco subdivisões (na perfumaria, o número de subdivisões chega a doze).

Quadro 5. Óleos essenciais classificados segundo notas aromáticas.

ALTAS	MÉDIAS–ALTAS	MÉDIAS	MÉDIAS–DE BASE	DE BASE
Ajowan	Anis-estrelado	Alecrim-do-campo	Cardamomo	Benjoim
Alecrim	Camomila-azul	Bétula-doce	Cipreste	Cacau
Bergamota	Camomila-romana	Breu-branco	Copaíba	Café torrado
Cânfora	Eucalipto staigeriana	Cálamo	Cravo	Canela
Capim-limão	Immortelle	Erva-baleeira	Manjericão-doce	Cedro-do-atlas
Citronela	Jatamansi	Funcho-doce	Manjerona	Cedro-da-virgínia
Eucalipto citriodora	Junípero	Gengibre	Noz-moscada	Jasmim
Eucalipto globulus	Laranja-azeda	Gerânio	Orégano	Néroli
Grapefruit	Laranja-doce	Ho wood	Petitgrain	Patchuli

(cont.)

ALTAS	MÉDIAS-ALTAS	MÉDIAS	MÉDIAS-DE BASE	DE BASE
Hortelã--pimenta	Lavanda	Litsea cubeba	Tomilho qt. timol	Sândalo--amíris
Mandarina	Lavandim	Louro	Ylang-ylang	Turmérico
Palmarosa	Manjericão--brasileiro	Manjericão--cravo		Vetiver
Pau-rosa	Ravensara	Olíbano		
Pimenta--negra	Sálvia--esclareia	Pimenta--rosa		
Pinho		Rosa		
Ravintsara		Tea tree		
Tangerina		Verbena--brasileira		
		Verbena--índia		

Seguir esta regra é mais importante quando falamos de perfumaria e quando se deseja que um aroma dure mais tempo. Se o objetivo é terapêutico, é indiferente a escolha dos óleos pelas notas aromáticas.

Para um spray menos alcoólico, é possível acrescentar de 15% a 20% de água destilada ou de hidrolatos. Nesse caso é recomendável medir todas as quantidades – a água em um béquer, o álcool mais os óleos essenciais em outro béquer – e, em vez de colocar a água sobre o álcool, como seria mais lógico (por ser a quantidade menor sobre a quantidade maior), podemos fazer o inverso: colocar o álcool misturado com os óleos essenciais no béquer com a água. Isso reduz as chances de a mistura ficar turva, esbranquiçada (dependendo dos óleos essenciais utilizados). Se mesmo assim o resultado for turvo, para diminuir esse aspecto basta deixar a mistura em um frasco fechado dentro da geladeira por cerca de quinze dias (isso pode ser feito independentemente da turbidez ou não, pois ajuda na cura e na construção do aroma) e depois passá-la cuidadosamente por um filtro de café.

Para que o aroma não se perca e a cor não desbote, o ideal é armazenar em frascos de vidro escuros, assim como os usados para os óleos essenciais, ou manter em gaveta ou caixa própria. A quantidade produzida também deve ser pequena, variando entre 30 mL e 100 mL, sobretudo para manter o aroma mais fresco e fiel ao original. Embora o álcool seja um conservador, evapora com facilidade, o que pode fazer o spray perder as características originais.

Há quem questione a fixação dos sprays (a duração do aroma é proporcional à quantidade de óleos essenciais que se usa, ou seja, de 1% a 2%, o que é pouca coisa). Porém, quando se cria uma boa sinergia, com boa intenção e bons óleos essenciais, sabendo de suas propriedades e das proporções entre eles, o benefício é instantâneo, não importando se o aroma desaparece rapidamente. Nesse sentido, tem razão a pesquisadora de aromas Palmira Margarida (2018), que questiona a obrigatoriedade de um perfume ou spray aromático ter fixação. A fixação é algo que podemos deixar para os especialistas na arte da perfumaria. O que podemos fazer para prolongar a sensação despertada pelo aroma do spray é borrifar várias vezes, sempre que desejarmos, repetindo a sensação.

COMPRESSAS

Compressas frias são uma ótima solução para situações emergenciais em que há dores agudas, como as causadas por quedas, pancadas, distensões musculares ou lesões nas articulações. Até 48 horas após o trauma, as compressas frias podem diminuir inchaços e dor, anestesiando o local e evitando hematomas por sangramento interno. Embora muitas vezes usar apenas uma bolsa de gelo funcione, óleos essenciais potencializam o alívio, acelerando a recuperação. Já compressas quentes não devem ser usadas em traumas agudos recentes, pois pioram o inchaço, a dor e o hematoma. Elas são mais aconselhadas para relaxamento muscular e articular, em contraturas nas costas e dores crônicas nas articulações. Também podem ser úteis em algumas infecções, como furúnculos, propiciando a liquefação da secreção e consequente drenagem. Em compressas quentes, é preciso ter cuidado com óleos essenciais de alta intensidade, irritantes ou sensibilizantes, reduzindo a quantidade de gotas e preferencialmente misturando com outros óleos essenciais.

Para preparar uma compressa, pode-se misturar meia xícara de álcool, 4 a 6 gotas de óleo essencial (escolha o mais indicado para a situação) e, depois, meia xícara de água. Preparada a mistura, embeba nela um pano limpo, aplique sobre a parte afetada e coloque uma bolsa de gelo ou uma bolsa de água quente, dependendo do caso. O ideal é manter a compressa por cerca de duas horas ou uma noite inteira, se possível. Você pode dobrar ou reduzir à metade as quantidades de acordo com a extensão da área afetada e repetir a aplicação quantas vezes forem necessárias (Price; Price, 2012). Também é possível substituir o álcool por tinturas hidroalcoólicas vegetais, como de erva-baleira, arnica, camomila, etc. Outra possibilidade é usar bálsamo de copaíba, um poderoso anti-inflamatório. Ele dispensa a necessidade de água ou álcool e pode ser aplicado puro, com bolsa de gelo ou de água quente.

ROLL-ON, INALADORES PESSOAIS OU NASAIS E OUTROS

Práticos no uso, pequenos e discretos, frascos roll-on contêm uma pequena esfera na ponta por onde sai o líquido, em geral para ser passado em pequenas áreas: nos pulsos, no pescoço ou nos lábios. Como esses frascos podem ser contaminados no contato com a pele, o ideal é que a mistura que eles armazenam seja produzida em pequena quantidade, não mais do que 5 mL – até porque sua durabilidade costuma ser longa, já que a mistura não é dispensada em grandes quantidades. Assim, a dosagem de óleos essenciais pode ser bem maior do que o normal, entre 5% e 10%. Ou seja, para um frasco de 5 mL de óleo vegetal, se usarmos a concentração 10%, calcularemos a quantidade de gotas de óleo essencial da da seguinte forma:

5 mL × 10% = 0,5 mL
Sendo 1 mL = 30 gotas, então:
0,5 mL × 30 = 15 gotas

Essa quantidade será suficiente para dar algum aroma sem provocar irritações. Mais uma vez, vale o reforço: para óleos de alta intensidade, irritantes ou sensibilizantes, pode-se usar a dosagem menor, 5%. O cálculo fica assim:

5 mL × 5% = 0,25 mL
Sendo 1 mL = 30 gotas, então:
0,25 mL × 30 = 7 gotas

Caso a pessoa possua uma pele muito sensível, pode-se reduzir ainda mais, chegando a 2%:

5 mL × 2% = 0,10 mL
Sendo 1 mL = 30 gotas, então:
0,10 mL × 30 = 3 gotas

Algumas sugestões de óleos vegetais para diluição no roll-on são o óleo de jojoba (por ser, na realidade, uma cera líquida que não rancifica com facilidade) e o óleo de amêndoas (por ter um aroma mais suave). Deve-se evitar óleos vegetais menos estáveis, como os de rosa-mosqueta ou linhaça.

Os óleos essenciais também podem ser usados com inaladores pessoais ou nasais, pequenos bastões que possuem um espaço interno com um sachê onde as gotas de óleo essencial são pingadas. Inalar as gotas por esse meio pode aliviar sintomas de rinite, sinusite e dor de cabeça e ajudar em questões emocionais. Algumas versões de inaladores em metal, e por isso mais ecológicas, já se encontram no mercado, embora com preços bem elevados. A quantidade de gotas usadas varia muito, pois depende da volatilidade de cada óleo e da frequência de uso. Você pode usar a partir de dez gotas, dependendo de quanto tempo deseja que o aroma dure (essa quantidade é o bastante para vários dias). Para usar apenas um tipo de óleo essencial, basta pingá-lo no sachê ou algodão; já ao usar uma sinergia, o ideal é prepará-la em algum recipiente ou frasco à parte para depois pingá-la no sachê ou algodão. Se um óleo mais volátil e outro menos volátil forem colocados separadamente no inalador, o mais volátil pode evaporar, deixando para trás o menos volátil e impedindo que a sinergia atinja os objetivos desejados. Nos inaladores não se deve usar carreadores, tampouco álcool — lembre-se de que os óleos essenciais já são voláteis e por isso não precisarão de nenhum "estímulo" para que saiam do frasco.

Por serem portáteis, os inaladores podem ser utilizados sempre que houver necessidade ou em horários predeterminados ao longo do dia. Seu uso é simples: basta inspirá-los algumas vezes, com calma. Além disso, técnicas para acalmar e harmonizar a respiração podem ser usadas em conjunto. O aroma dos óleos essenciais é um recurso adicional a essas técnicas, e os óleos serão escolhidos de acordo com a necessidade ou o momento do dia. Para acompanhar exercícios respiratórios pela manhã, recomendam-se óleos estimulantes, como o de alecrim, canela, cravo, pimentas, gengibre, hortelã; se usados depois do almoço, recomendam-se esses mesmos óleos, que, além de estimulantes, favorecem a digestão, incluindo nessa lista o limão-siciliano, que ajuda na concentração; se usados ao cair da noite, recomendam-se óleos sedativos e antidepressivos, como lavanda, laranja, capim-limão, petitgrain, cedro-do-atlas e camomila. Nesse tipo de exercício respiratório individualizado, em vez dos inaladores, podem ainda ser usados lenços de papel ou guardanapos. Basta pingar neles os óleos essenciais ou as sinergias prontas, evitando encostá-los nas narinas, e aproveitar as moléculas se volatilizando para criar um momento de autocuidado.

O uso de óleos essenciais em aromatizadores de varetas, que em sua maioria são feitos com essências sintéticas, não é viável. Para que os aromas fossem percebidos no ambiente, os óleos teriam que estar em uma concentração de 15% a 30% (o restante seria de álcool de cereais, que evapora muito rápido). Considerando que comercialmente um frasco desse tipo não costuma ter menos de 100 mL, precisaríamos de 15 mL a 30 mL de óleo essencial, algo impensável quando os frascos vendidos têm entre 2 mL e 10 mL cada.

É comum adicionar óleos essenciais a protetores labiais feitos com óleos e manteigas vegetais, como manteiga de cacau (prensada a frio), de cupuaçu, de bacuri, de ucuuba, de manga, de tucumã, entre outras. Basta derreter em banho-maria cerca de uma colher de sopa do protetor, pingar uma gota de óleo essencial (jamais os cítricos fotossensibilizantes ou os irritantes e sensibilizantes), despejar dentro de um pequeno pote de vidro, esperar alguns segundos para endurecer e usar.

O mesmo pode ser feito com pomadas, que em geral usam mais óleos vegetais do que manteigas vegetais, por conta do preço e da disponibilidade. É recomendável fazer as pomadas em pequenas quantidades, pois podem rancificar mais rapidamente, sobretudo se as tiramos dos potes com os dedos – é sempre preferível usar uma pequena espátula. A concentração dos óleos usados pode variar de 5% a 10%. Especialmente em casos de dores musculares, torções e torcicolos, podemos chegar à quantidade máxima, usando óleo vegetal de copaíba, arnica ou sucupira. Em pomadas para assaduras de bebês, podemos usar óleo vegetal de calêndula ou maracujá e óleos essenciais também na quantidade máxima indicada no quadro da p. 146. A mesma quantidade de óleo essencial pode ser usada em pomadas para dor de garganta e dor de ouvido – use óleo vegetal de copaíba, sempre do lado externo da garganta e do ouvido, jamais internamente.

Para adicionar óleos essenciais a perfumes sólidos, podemos seguir a mesma receita, com óleos essenciais entre 5% e 10% e óleos vegetais mais neutros, como jojoba e amêndoas, atentando-se às concentrações máximas caso se utilizem óleos essenciais irritantes ou sensibilizantes. Por exemplo, no caso do óleo essencial de ylang-ylang, ótimo para fazer perfumes pelo seu aroma floral e exótico, a concentração máxima na pele é de 0,8%, então pode-se adicionar outros óleos essenciais, desde que na sinergia final ele não ultrapasse 0,8% do total da receita.

SEGURANÇA

Seja por qual via for, os óleos essenciais penetram em nosso organismo, e para evitar reações inesperadas e adversas é preciso estar atento a algumas condições e cuidados de manutenção. Já mencionamos alguns cuidados que precisamos ter em relação a óleos essenciais contendo 1,8-cineol e furanocumarinas, e não podemos deixar de discorrer sobre alguns dos principais cuidados de segurança, especialmente por via dérmica e olfativa, uma vez que o uso oral é muito específico e demanda o acompanhamento de um aromaterapeuta especializado.

Aqui mencionaremos brevemente quais óleos essenciais não podem ser usados ou podem ser usados com cautela e limites de dosagem. Listaremos os óleos essenciais mais comuns no mercado – ao se deparar com algum óleo essencial mais incomum, é preciso pesquisar, estudar, consultar livros especializados e, principalmente, atualizados, de forma a não correr riscos desnecessários. Vale sempre lembrar: não é porque é natural que é seguro. E por último: para se capacitar como aromaterapeuta, é preciso ir mais fundo em cada aspecto de segurança, química, farmacologia e sistemas do corpo, em instituições com extensa grade curricular e profissionais de renome.

PELES SENSÍVEIS

Quando nos deparamos com uma pele sensível, podemos checar a dosagem indicada para a idade e considerar metade dessa dosagem e não mais do que a quantidade máxima indicada no quadro 6. É importante realizar um *patch test* caseiro, diluindo essa quantidade de óleo essencial em algum gel neutro e aplicando com um algodão, que deve ser fixado na parte interna do braço com um esparadrapo (preferencialmente hipoalergênico) e ficar em contato com a pele por uma hora. Após esse tempo, removemos o algodão e, se não tiver ocorrido nenhuma reação, aguardamos 48 horas até que essa parte do corpo receba luz solar ou banho novamente. Se nessas 48 horas houver alguma irritação ou vermelhidão, é sinal de sensibilidade ao óleo. Neste caso, reduzimos a dosagem novamente à metade, repetindo o teste no outro braço e assim sucessivamente, até definirmos a concentração segura.

Reações podem variar dependendo do estado de saúde físico, mental e emocional em que a pessoa se encontra. Se uma pele está danificada, por exemplo, absorverá mais óleo essencial e pode ter a condição piorada. Também psicologicamente, se estivermos estressados, o excesso de cortisol (hormônio produzido em situações de estresse) poderá reduzir a integridade da pele; o sistema imune ainda poderá estar superativado e liberar citocinas inflamatórias, tornando nossa pele mais sensível e suscetível (Tisserand; Young, 2014).

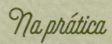

Na prática

Uma cliente relatou que, depois de usar diversas vezes um spray aromático de óleo essencial de limão-siciliano, vetiver e litsea cubeba no corpo, sentiu, na última aplicação, vermelhidão e sensação de queimação na região do colo e do pescoço, que demorou alguns dias para passar. O que pode ter provocado essa reação?

O óleo de limão-siciliano geralmente causa reações dérmicas se estiver oxidado, devido ao alto teor de limoneno, ou se tiver sido adulterado com citral. Embora possíveis, essas duas hipóteses eram improváveis – o spray tinha sido dado a ela como um brinde, e assim a sinergia estava em pequena quantidade, ou seja, pelo tempo de uso o óleo dificilmente teria oxidado, e a procedência era conhecida e confiável, isto é, também era difícil que o óleo houvesse sido adulterado. O vetiver, por sua vez, é um óleo essencial muito seguro, sem registros de sensibilização, o que descarta a possibilidade de ser ele o agente causador. O papel de principal suspeito da reação, então, sobrou para o litsea cubeba, por conter citral em sua composição.

E o que diferenciou esta última aplicação das demais? Ela foi realizada após um banho morno e sobre a pele desnuda, e não sobre a roupa, como nas vezes anteriores. Isso fez toda a diferença, pois a pele, depois de um banho morno ou quente, fica mais sensível devido aos poros abertos e à circulação aumentada, que elevam a taxa de absorção dos constituintes. Mesmo com o litsea cubeba abaixo do limite para uso na pele, que é de 0,8%, houve sensibilização.

Esse caso prático mostra que, após qualquer reação negativa ao uso de óleos essenciais, todas as informações são pertinentes na pesquisa do agente causador, sejam elas de origem externa ou interna: estado emocional, uso de medicamentos, condições de aplicação, entre outras.

No quadro 6, temos os óleos essenciais que mais comumente causam sensibilização na pele e as respectivas concentrações máximas indicadas para uso.

Quadro 6. Ficha de segurança n° 3.

ÓLEOS ESSENCIAIS SENSIBILIZANTES	CONCENTRAÇÕES MÁXIMAS
Benjoim resinoide	2,00%
Canela-cássia casca	0,05%
Canela-ceilão casca	0,07%
Canela-ceilão folhas	0,60%
Capim-limão	0,70%
Citronela	18,20%
Cravo botão	0,50%
Cravo folhas	0,60%
Gerânio	17,50%
Hortelã-verde	1,70%
Jasmim absoluto	0,70%
Jasmim sambac absoluto	4,00%
Litsea cubeba	0,80%
Manjericão-doce	3,30%
Manjericão-santo	1,40%
Palmarosa	6,50%
Sândalo-indiano	2,00%
Tea tree	15,00%
Tomilho-limão	3,70%
Ylang-ylang	0,80%

Fonte: adaptado de Tisserand e Young (2014).

Uma reação diferente da sensibilização é causada por alguns óleos essenciais considerados irritantes de pele. Essa reação tem mais a ver com o tipo de óleo essencial do que com a sensibilidade da pele de alguém. Portanto, para qualquer pessoa, o ideal é não ultrapassar as dosagens indicadas no quadro 7.

Quadro 7. Ficha de segurança n° 4.

ÓLEOS ESSENCIAIS IRRITANTES	CONCENTRAÇÕES MÁXIMAS
Ajowan	1,40%
Orégano	1,10%
Tomilho qt. borneol	3,30%
Tomilho qt. limoneno	2,10%
Tomilho qt. timol/carvacrol	1,30%

Fonte: adaptado de Tisserand e Young (2014).

OXIDAÇÃO

Mencionamos o limão-siciliano como um óleo essencial suscetível à oxidação. O quadro 8 traz uma lista com os principais óleos essenciais que, por conta da presença de alguns constituintes químicos, são mais suscetíveis à oxidação.

Quadro 8. Ficha de segurança n° 5.

ÓLEOS ESSENCIAIS	SENSIBILIZANTE DÉRMICO CASO OXIDADO
Angélica	Limoneno, alfapineno e delta-3-careno
Anis-estrelado	Limoneno
Cipreste	Alfapineno e delta-3-careno
Cítricos	Limoneno
Funcho-doce	Limoneno
Junípero	Limoneno e alfapineno
Olíbano	Limoneno, alfapineno e delta-3-careno
Pimenta-negra	Limoneno, alfapineno e delta-3-careno

(cont.)

ÓLEOS ESSENCIAIS	SENSIBILIZANTE DÉRMICO CASO OXIDADO
Pimenta-rosa	Limoneno, alfapineno e delta-3-careno
Pinho	Alfapineno e delta-3-careno
Tea tree	Limoneno e alfapineno

Fonte: adaptado de Tisserand e Young (2014).

Os três constituintes mencionados no quadro (limoneno, alfapineno e delta-3-careno), com o tempo, formam óxidos e peróxidos, produtos da oxidação. Mas se os óleos forem usados no prazo indicado (até um ano após a abertura do frasco) e principalmente se forem armazenados longe do calor, da luz e da umidade, não oferecerão riscos.

GESTAÇÃO

O uso de óleos essenciais na gestação requer alguns cuidados. Isso porque, ao mesmo tempo que alguns óleos podem ser usados para combater enjoos (gengibre e hortelã-pimenta, por inalação eventual), cãibras (camomila-romana), constipação (laranja), dores nas costas (camomila-romana), estrias (mandarina, olíbano, lavanda e pau-rosa) e hemorroidas (cipreste e copaíba), entre tantas outras questões, outros podem provocar consequências como anormalidades no feto, reabsorção do embrião ou aborto.

Via de regra, é recomendável evitar qualquer óleo essencial no primeiro trimestre da gestação (pode-se usar o de gengibre ou de hortelã-pimenta em inalações eventuais para combater o enjoo, comum nesta fase), e nos demais meses eles devem ser usados sob a orientação de um aromaterapeuta – evite as dicas de consultores sem formação apropriada.

Veja, no quadro 9, os óleos que não devem ser usados na gestação, e, no quadro 10, os óleos seguros.

Quadro 9. Ficha de segurança n° 6.

ÓLEOS PROIBIDOS NA GESTAÇÃO	
Anis-estrelado	Mirra
Aquileia	Orégano
Arruda	Poejo
Bétula-doce	Sálvia-comum
Canela casca	Semente de cenoura
Funcho-doce	Tuia
Ho leaf qt. cânfora	Wintergreen

Fonte: adaptado de Tisserand e Young (2014).

Quadro 10. Óleos seguros na gestação.*

ÓLEOS SEGUROS NA GESTAÇÃO		
Abeto	Junípero	Pau-rosa
Cipreste	Laranja-doce	Pinheiro-da-escócia
Copaíba	Lavanda	Rosalina
Coentro	Mandarina	Tangerina
Fragônia	Néroli	Tomilho linalol
Grapefruit	Olíbano	Yuzu

* Dados da palestra de Robert Tisserand no 1° Simpósio Internacional de Aromaterapia e Bem-Estar, realizado nos dias 16 e 17 de outubro de 2014 em São Paulo.

Embora o óleo de camomila-romana não esteja listado no quadro 10, pode ser usado a 1%, pois é bem seguro.

Vale mencionar também o óleo de sálvia-esclareia, que, por equilibrar propriedades estimulantes e relaxantes, estabilizando e tranquilizando a mente enquanto reaviva os sentidos, é considerado um dos principais óleos contra o estresse. A sálvia-esclareia é um dos clássicos óleos usados pelas doulas para ajudar no parto, propiciando a descida e expulsão do feto. Muitos supõem que, por ser estimulante uterino, a sálvia-esclareia teria esse efeito durante o parto, porém não há evidências dessa ação. O óleo essencial de jasmim também é conhecido por desempenhar esse papel, ajudando inclusive a evitar a depressão pós-parto, mas é menos utilizado por seu alto custo. Também para esta finalidade temos vários óleos essenciais que podem ser usados por inalação, como a bergamota e todos os demais cítricos, o gerânio, a lavanda, o néroli, o pau-rosa, a rosa, a própria sálvia-esclareia e o capim-limão – este último, inclusive, auxilia enormemente no combate ao estresse e na descida do leite.

CARCINOGENICIDADE

A maioria dos tipos de câncer em humanos está relacionada a causas químicas ambientais, o que pode incluir óleos essenciais, embora a maior parte destes, na verdade, apresente constituintes que estimulam mecanismos de defesa natural ou que são anticarcinogênicos, antioxidantes ou antimutagênicos. Não há evidências de tumores induzidos pelo uso de óleos essenciais em humanos (a maioria dos estudos é *in vitro* e em cobaias). O que se sabe é que existem substâncias potencialmente carcinogênicas em alguns desse óleos, de modo que é prudente evitá-los ou não usá-los com frequência. A boa notícia é que, ao contrário do que muitos acreditam e propagam na aromaterapia, óleos essenciais contendo fitoestrógenos oferecem riscos insignificantes para portadores de câncer estrogênio-dependente. Usar óleos essenciais durante tratamento contra o câncer não é recomendável, pois, da mesma forma que eles podem proteger células saudáveis, podem também proteger células cancerosas. Alguns óleos essenciais, como o de gengibre, podem ainda afetar o sistema imune, reduzindo os linfócitos T (Tisserand; Young, 2014).

A melhor prática é manter o organismo saudável para tentar prevenir o desenvolvimento de cânceres. Para isso, podemos usar óleos essenciais antioxidantes e antimutagênicos, como camomila-azul, lavanda, alecrim e turmérico, ou óleos que estimulam o sistema imunológico, como eucalipto e orégano, ou que contêm limoneno, além de óleos sedativos e antidepressivos via inalação, que melhoram a qualidade de vida e levantam o ânimo.

Quadro 11. Ficha de segurança n° 7.

ÓLEOS POTENCIALMENTE CARCINOGÊNICOS
Anis-estrelado
Cálamo
Anis (erva-doce)
Estragão
Funcho-doce
Hissopo qt. pinocanfona
Louro
Manjericão-cravo
Manjericão-exótico
Noz-moscada
Rosa-marroquina absoluto

Fonte: adaptado de Tisserand e Young (2014).

NEUROTÓXICOS E CONVULSIVANTES

Substâncias neurotóxicas são aquelas que causam perturbação ao interferir em estruturas ou funções neurais. Crianças são mais suscetíveis a essas substâncias, assim como a convulsivantes, por isso os óleos essenciais com alta concentração de 1,8-cineol são contraindicados para menores de 10 anos. Os efeitos podem ser temporários ou irreversíveis e afetar coordenação motora, sono, humor e funções cognitivas.

Óleos essenciais que estimulam o sistema nervoso central (SNC) interferem no sono e podem chegar a provocar convulsões. Já os que sedam o SNC podem auxiliar o sono e agir como anticonvulsivantes – porém, é preciso estar atento, pois também podem afetar a respiração, a frequência cardíaca, a temperatura, a pressão e o estado de alerta, entre outros efeitos (Tisserand; Young, 2014). É por esse motivo que óleos essenciais como os de lavanda, valeriana, camomila, sálvia-esclareia, capim-limão, manjerona e laranja – todos ótimos para insônia e ansiedade – não devem ser usados, por exemplo, quando se vai operar máquinas e equipamentos pesados ou conduzir um veículo, sob risco de acidente. Apenas quando se conhecem bem os óleos essenciais e seu funcionamento é possível usá-los nessas situações para aumentar o estado de alerta e a concentração. O óleo de limão-siciliano é um exemplo de óleo indicado para usar dentro de um carro, pois não é sedativo do SNC, melhora a concentração, é antidepressivo e bom para o sistema imunológico.

Outro ponto de atenção relacionado aos óleos essenciais sedativos do SNC é o uso concomitante com medicamentos como barbitúricos, benzodiazepínicos ou anestésicos, pois há risco de interação medicamentosa, mesmo se os óleos são usados por inalação.

O quadro 12 lista óleos potencialmente convulsivantes para uso dérmico e oral, mas, como já mencionado, mesmo por inalação é preciso ter cuidado, pois essa também é uma via de absorção, e diretamente relacionada com o SNC. O alecrim qt. cineol está listado como convulsivante apenas para crianças abaixo de 10 anos, por conta do 1,8-cineol.

Quadro 12. Ficha de segurança nº 8.

ÓLEOS POTENCIALMENTE CONVULSIVANTES
Alecrim qt. cânfora
Alecrim qt. cineol
Alecrim qt. alfapineno
Alecrim qt. verbenona
Aquileia
Bétula-doce
Hissopo qt. pinocanfona
Ho leaf qt. cânfora
Lavanda espanhola
Lavanda spike
Poejo
Tanaceto
Tuia
Wintergreen

Fonte: adaptado de Tisserand e Young (2014).

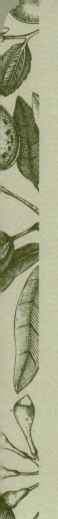

Hortelã-pimenta

Um ponto importante a se destacar é a toxicidade do óleo essencial de hortelã-pimenta por via oral. Muitos consultores de marketing multinível e certos aromaterapeutas têm indicado o uso desse óleo, mas vale ressaltar que há registros de intoxicação com hortelã-pimenta mesmo por via inalatória, com relato de falta de coordenação, confusão e delírio quando inalado por um longo período (Tisserand; Young, 2014).

O grande problema das indicações sem acompanhamento é a frequência de uso – algumas pessoas fazem uso diário, o que exige muito do fígado no trabalho de metabolização. Nesse sentido, é importante destacar que são as dosagens e frequências altas (e não o uso eventual) que em geral provocam efeitos negativos no uso dos óleos essenciais com alguma contraindicação, a não ser em casos particulares. Alguém que tenha epilepsia, por exemplo, pode inalar óleos canforados, como o de alecrim, e não sentir qualquer efeito negativo, mas o contrário também pode acontecer: apenas uma molécula do óleo inalado pode provocar um episódio de convulsão.

INTERAÇÃO MEDICAMENTOSA

Óleos essenciais são substâncias cheias de princípios ativos, e alguns de seus constituintes podem interagir com os princípios ativos de medicamentos. É difícil saber qual constituinte provoca as interações, mas a maioria delas ocorre no uso oral dos óleos. O que acontece é que a ação de alguns óleos essenciais provoca o aumento ou a redução de certas drogas no sangue, interferindo no seu funcionamento, potencializando-as, anulando-as ou gerando reações adversas. Na pele, é sempre bom reforçar o uso de veículos carreadores, ou seja, não usar os óleos puros, a não ser de forma pontual, e evitar passá-los, mesmo quando diluídos, sobre áreas onde tenham sido aplicados medicamentos ou adesivos (como os que ajudam a parar de fumar).

No quadro 13 listamos os óleos essenciais contraindicados para uso por qualquer via para quem toma certos medicamentos, como os anticoagulantes e os inibidores de enzimas que metabolizam substâncias como lipídios, cafeína, nicotina, colesterol, paracetamol, esteroides, entre outras. Aqueles que podem interagir exclusivamente com medicamentos por via oral não serão listados.

Quadro 13. Ficha de segurança n° 9.

ÓLEOS COM INTERAÇÃO MEDICAMENTOSA POR QUALQUER VIA
Aquileia
Bétula-doce
Camomila-azul
Capim-limão
Litsea cubeba
Tea tree-limão

Fonte: adaptado de Tisserand e Young (2014).

Por fim, pessoas muito jovens, idosas, com doenças crônicas ou com problemas renais e hepáticos são mais suscetíveis a substâncias estranhas penetrando no corpo, o que exige um cuidado extra (Tisserand; Young, 2014). Nesses casos, deve-se usar os óleos essenciais mencionados apenas sob orientação de aromaterapeutas especializados.

HIPERTENSÃO

Um dos temas mais polêmicos no que se refere à segurança dos óleos essenciais é o seu impacto sobre o aumento ou a redução da pressão sanguínea. Há alegações de que óleos estimulantes em geral aumentariam a pressão, o que não tem comprovação. Estudos também especularam (Tisserand, 2010) que talvez a forma de uso – oral, dérmica ou inalatória – pudesse afetar a pressão sanguínea, sendo a tendência, na via dérmica, de abaixar a pressão, e na via inalatória, de aumentar, embora também se acredite que fatores psicológicos possam ter contribuído para essas elevações, o que é plausível.

No tópico sobre banhos de banheira, listamos uma série de óleos com potencial hipo e hipertensor (quadro 4), e aqui destacaremos estes últimos. Há uma controvérsia sobre se os óleos classificados como hipertensores realmente possuem essa característica. Nesse caso, usar o bom senso pode ser a melhor saída. Assim como diversas outras condições de saúde, a hipertensão está suscetível a piora de acordo com o estado emocional da pessoa, de modo que em algumas situações esses óleos podem ser prejudiciais e em outras não. O mais sensato é excluir o uso para quem é hipertenso e em ambientes coletivos, pois nunca se sabe quem pode apresentar essa questão de saúde. Por outro lado, há relatos de pessoas com pressão alta que usavam regularmente óleo de alecrim, por exemplo, e que apenas reduziram a dosagem quando se sentiram afetadas. Seja como for, o mais importante é se precaver, sobretudo se o uso dos óleos é destinado a clientes e pacientes. A orientação em relação a esses óleos deve ser absolutamente individualizada. Caso o usuário não se sinta bem, o mais adequado é interromper o uso.

HOMEOPATIA

A viabilidade de usar óleos essenciais em concomitância com tratamentos homeopáticos é outra questão de segurança que envolve controvérsias. As informações sobre o que prejudica a ação do medicamento homeopático não são conclusivas. Segundo a farmacêutica homeopata e doutora em saúde pública Amarilys de Toledo Cesar, algumas substâncias que poderiam anular efeitos de medicamentos homeopáticos também estão contidas nos óleos essenciais, a exemplo da cânfora e do mentol. No entanto, ainda não há clareza sobre questões como o tempo de exposição a essas substâncias e a dosagem necessária para que elas afetem os medicamentos. Exatamente pela falta de mais pesquisas comprobatórias, a especialista indica que, na dúvida, se utilize primeiro uma terapia, depois a outra, ou, ainda, que se consulte o médico homeopata antes de iniciar outro tratamento.

ACIDENTES

O que podemos fazer quando acidentalmente aplicamos óleos essenciais na forma pura ou com baixa diluição, resultando em irritação ou sensibilização? Algumas medidas são: tirar a roupa caso esteja embebida e em contato com a pele, lavar a área afetada com sabão neutro sem fragrância por pelo menos dez minutos, deixar a pele exposta ao ar livre (sem exposição aos raios solares) e fazer um banho com aveia ou leite de aveia morno; se o quadro persistir, deve-se procurar assistência médica (Tisserand; Young, 2014). Alternativamente, podemos embeber um pedaço de algodão em algum óleo vegetal e aplicar na região para que absorva o excesso, lavando a pele em seguida.

ÓLEOS SEGUROS

É importante tomar ciência dos riscos envolvidos no uso dos óleos essenciais. Um óleo essencial pode provocar, sim, reações indesejadas quando não se conhecem nem sua ação nem as condições de saúde de quem vai recebê-lo. Um caso ilustrativo é o de uma aluna que relatou ter preparado um creme para uma amiga, que, poucos minutos após a aplicação, sofreu um desmaio. Como a amiga fazia uso de antidepressivo, provavelmente a razão do desmaio foi o óleo essencial de grapefruit, que estava na composição da sinergia. Por conter alto índice de limoneno, que tem uma ação muito forte em todos os tecidos, o grapefruit pode ter acelerado a liberação do princípio ativo do antidepressivo no plasma, quando ele deveria ser liberado aos poucos durante o dia.

A seguir, listamos alguns óleos essenciais bastante seguros, que podem ser usados em praticamente quaisquer condições de pele e de saúde e concomitantemente a tratamentos medicamentosos — a não ser em casos em que tenham sido contraindicados por algum profissional da área da saúde. Há que se considerar também a pureza desses óleos, isto é, a ausência de adulterações que comprometam sua qualidade, e que os estudos são realizados, em sua maioria, em óleos essenciais extraídos por destilação por arraste a vapor — outras formas de extração, como a supercrítica por CO_2 e a por enfloragem ou por solventes, produzem composições diferentes, que, portanto, apresentam propriedades e contraindicações diferentes.

Quadro 14. Óleos seguros.

ÓLEOS SEGUROS
Camomila-romana
Cedro-do-atlas
Copaíba
Gengibre
Lavanda extra
Manjerona
Néroli
Pau-rosa
Petitgrain
Priprioca
Sálvia-esclareia
Sândalo-amíris
Vetiver*

*O óleo essencial de vetiver pode apresentar risco de irritação quando usado acima de 15% na pele, mas essa dosagem não é usual.

Fonte: adaptado de Tisserand e Young (2014).

Quando falamos em óleos seguros, não queremos dizer que são óleos totalmente isentos de reação. Sempre é preciso considerar se estão adulterados ou oxidados, ou se vêm de um terroir diferente do usual, com constituintes diferentes dos conhecidos e estudados. Quanto ao óleo essencial de sálvia-esclareia, uma ressalva: muitos o classificam como perigoso, hormonal e contraindicado para doenças hormônio-dependentes. Aqui consideramos a perspectiva de Robert Tisserand (2010), que afirma que o esclareol não possui ação estrogênica e, mesmo se possuísse, provavelmente seria se ligando a receptores de estrogênio, bloqueando a atividade do estrogênio do corpo, portanto reduzindo essa ação em vez de aumentá-la.

DURAÇÃO E CUIDADOS

Uma dúvida comum é: quanto duram os óleos essenciais? Antigamente era comum acharmos que os óleos essenciais não "estragam", e até hoje muitas pessoas acreditam nisso – apenas quando sentem um aroma desagradável suspeitam que o óleo talvez não esteja tão fresco.

A forma como cada óleo essencial se deteriora varia bastante. Não há muita literatura sobre o tema, mas uma das principais características da deterioração é a perda do brilho do aroma, ou seja, a perda das características originais. Em uma lógica simplista, podemos deduzir também que óleos essenciais mais voláteis se deterioram mais rapidamente, pois "escapam" do frasco, deixando um "rastro", que no caso seria a redução do volume. Isso ocorre com os óleos essenciais cítricos mesmo quando armazenados em frascos de vidro com gotejador e tampa, ou quando, para facilitar o uso, se substituem os gotejadores por conta-gotas. Nesse caso, o óleo essencial pode volatilizar e passar pelo bulbo, que normalmente é feito de látex ou silicone. Como nem o látex nem o silicone são impermeáveis aos óleos essenciais e reagem a eles, derretendo ou estufando, essa troca não é uma boa ideia. No caso de óleos muito densos, que não pingam com o gotejador ou demoram muito a pingar mesmo quando amornados, como o vetiver, pode-se usar o conta-gotas, pois trata-se de um óleo pouco volátil. Ainda assim, o bulbo poderá derreter e precisar ser substituído.

Outras reações possíveis que indicam a deterioração de um óleo são a resinificação e a polimerização, com aumento da viscosidade. Essas reações geralmente ocorrem após a oxidação (Tisserand; Young, 2014) e são mais perceptíveis em óleos que estão guardados há muito tempo. Quem já guardou óleo essencial de tea tree por longos períodos pode ter tido contato com esses fenômenos – a borda do frasco fica bem gosmenta, afetando inclusive a tampa. O contato com a água também leva à deterioração e torna o óleo essencial mais opaco.

Em resumo: óleos essenciais "estragam", e este é um bom motivo para adquirir apenas a quantidade e o tipo que se for usar, além de usar todo o óleo já adquirido, sem desperdício e de forma consciente. Diante disso, como aumentar a longevidade de um óleo essencial ou impedir que oxide com o tempo? E como armazená-lo?

O armazenamento correto é em frascos escuros e longe da exposição direta dos raios solares ou UV, do calor e da umidade. Guardar em geladeira é uma opção, especialmente para os cítricos, embora alguns óleos essenciais tendam a se solidificar nessas condições, como o funcho-doce, por conta do constituinte anetol, que tem ponto de congelamento entre 5°C e 15°C (Fennel..., 2024), e o de rosa-damascena, com ponto de congelamento entre 16°C e 23,5°C – antes de usá-los, portanto, é recomendável amorná-los um pouco com o calor das mãos. Vale lembrar também que, quanto mais ar houver dentro do frasco, maior a chance de deterioração.

Para uso pessoal, para os cítricos e demais óleos suscetíveis à oxidação, pode-se seguir a indicação de consumir os óleos essenciais em até um ano após aberto o frasco. Para uso profissional, é imprescindível respeitar a data de validade que vem originalmente no rótulo do frasco.

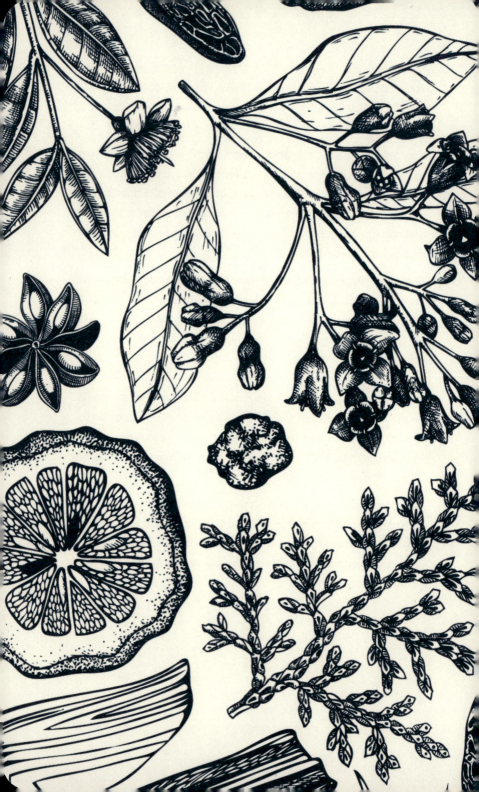

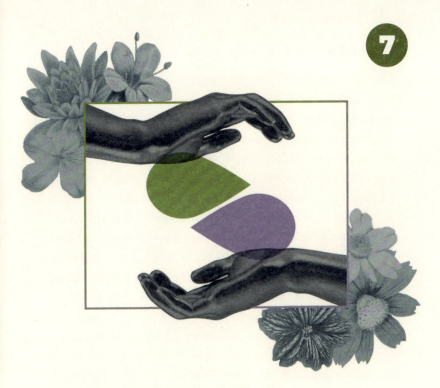

A DIFERENÇA ENTRE ÓLEOS ESSENCIAIS E ESSÊNCIAS

Entre os que estão se iniciando no universo dos óleos essenciais, é comum a dúvida: como diferenciar um óleo essencial de uma essência (natural ou sintética)? Vamos explorar alguns critérios que ajudam a identificar o que é o que não é um óleo essencial.

PUREZA

Para ser considerado essencial, é preciso que o óleo seja puro, ou seja, sem adição de qualquer outra substância ou conservante. Mesmo que a adição seja de algum solvente natural, como um óleo vegetal, se há mistura já não temos mais um óleo essencial. Quando não é informada no rótulo do óleo, essa adição caracteriza uma forma de adulteração. Quando ela é informada, devem constar no rótulo a quantidade e o tipo de solvente – os mais comuns são miristato de isopropila (de origem sintética, obtido a partir de ácidos graxos de origem animal ou vegetal) ou óleo vegetal de jojoba – e demais ingredientes da composição. Em geral, a adição de solventes é feita para viabilizar o preço de óleos essenciais de valor mais elevado, como os de rosa, jasmim, sândalo e néroli. As misturas são válidas quando o aroma é intenso e, mesmo diluído, ainda se mantém forte. No entanto, o mais recomendável sempre é pôr tudo na ponta do lápis e verificar se não é preferível adquirir o óleo essencial puro e, se for o caso, realizar a diluição na proporção que se deseja.

PREÇO

Se o preço de algum suposto óleo essencial estiver muito abaixo do praticado no mercado, ou se todos os aromas disponíveis estiverem em uma mesma faixa de preço, certamente estamos diante de essências sintéticas ou misturas. É impossível que óleos essenciais extraídos de formas diferentes, com tecnologias diferentes, oriundos de plantas com rendimentos que variam de 0,05% (absoluto de rosa) a 1,5% (laranja-doce), de países diferentes, com moedas diferentes, alguns com subsídios ou incentivos do governo, com custos, mão de obra mais ou menos especializada e fretes diferentes, entre tantos outros aspectos, tenham preços iguais ou em faixas muito próximas.

Além disso, deve-se considerar também a raridade do óleo essencial: óleos essenciais muito valorizados pela indústria de perfumaria, como os de néroli, rosa e jasmim, acabam sendo alvo de sintetização e consequente barateamento.

Conhecer as características físicas dos óleos, como cor, volatilidade, transparência (alguns, como o de jasmim, apresentam uma cor marrom bem intensa e muito pouca transparência), além, é claro, do aroma, auxilia quem já tem um conhecimento mais aprofundado na área a diferenciá-los.

NOTIFICAÇÃO

Óleos essenciais precisam ter notificação junto à Anvisa, normalmente na categoria de cosméticos. Se constarem na categoria de flavorizantes ou saneantes, desconfie. A categoria de flavorizante tem sido usada como forma de tornar o produto permitido para uso por ingestão, o que acaba favorecendo a forma "alopatizada" de usar os óleos essenciais, algo que vai contra os princípios holísticos de tratar o todo, e não apenas os sintomas. Além disso, se classificados como flavorizantes, os óleos não deveriam ser indicados para uso terapêutico, apenas para uso culinário, o que, além de não poder ser chamado de aromaterapia, é bastante arriscado, considerando as contraindicações já abordadas.

Para óleos com notificação na categoria de cosméticos, é obrigatório que haja as seguintes informações no rótulo (rótulo primário = frasco; rótulo secundário = caixa ou tubete):

- Nome botânico da planta de origem, mais especificamente a nomenclatura INCI, que significa International Nomenclature of Cosmetic Ingredients. Ela normalmente vem em inglês e é composta do nome botânico seguido da parte da planta de onde é extraído o óleo, seguido da palavra *oil*, ou seja, óleo. Por exemplo: *lavandula angustifolia flower oil*. O nome em português passou a ser exigido a partir de 2023.

- Composição, contendo a nomenclatura INCI e os ingredientes classificados pela Anvisa como alergênicos (quadro 1), de forma que o usuário possa identificá-los. Como muitas empresas não seguem essa legislação e não existe uma fiscalização muito abrangente, quando a marca informa esses constituintes corretamente alguns usuários não sabem do que se trata e entendem que aqueles constituintes foram adicionados ao óleo, quando na verdade estão apenas listados os alergênicos.

Veja o que afirma a Resolução-RDC nº 3/2012:

Algumas substâncias foram identificadas como causa importante de reações alérgicas de contato entre os consumidores sensíveis a fragrâncias e aromas. Dessa forma, a presença dessas substâncias na formulação deve ser indicada na descrição dos ingredientes na rotulagem do produto (na lista dos ingredientes ou composição), de modo a facilitar a identificação destas substâncias pelos consumidores que não as toleram. Portanto, as substâncias abaixo listadas devem ser indicadas na rotulagem dos produtos pela nomenclatura INCI quando sua concentração exceder: 0,001% nos produtos sem enxágue e 0,01% em produtos com enxágue (Ministério da Saúde, 2012).

Quadro 1. Substâncias alergênicas que devem ser listadas nos rótulos.

	SUBSTÂNCIA	INCI
1.	2-(4-tert-Butylbenzyl) propionaldehyde (CAS No 80-54-6)	BUTYLPHENYL METHYLPROPIONAL
2.	3-Methyl-4-(2,6,6-trimethyl--2-cyclohexen-1-yl)-3-buten--2-one (CAS No 127-51-5)	alpha-ISOMETHYL IONONE
3.	Amyl cinnamal (CAS No 122-40-7)	AMYL CINNAMAL
4.	Amylcinnamyl alcohol (CAS No 101-85-9)	AMYLCINNAMYL ALCOHOL
5.	Anisyl alcohol (CAS No 105-13-5)	ANISE ALCOHOL
6.	Benzyl alcohol (CAS No 100-51-6)	BENZYL ALCOHOL
7.	Benzyl benzoate (CAS No 120-51-4)	BENZYL BENZOATE
8.	Benzyl cinnamate (CAS No 103-41-3)	BENZYL CINNAMATE
9.	Benzyl salicylate (CAS No 118-58-1)	BENZYL SALICYLATE
10.	Cinnamal (CAS No 104-55-2)	CINNAMAL
11.	Cinnamyl alcohol (CAS No 104-54-1)	CINNAMYL ALCOHOL
12.	Citral (CAS No 5392-40-5)	CITRAL
13.	Citronellol (CAS No 106-22-9)	CITRONELLOL
14.	Coumarin (CAS No 91-64-5)	COUMARIN
15.	d-Limonene (CAS No 5989-27-5)	d-LIMONENE
16.	Eugenol (CAS No 97-53-0)	EUGENOL
17.	Farnesol (CAS No 4602-84-0)	FARNESOL
18.	Geraniol (CAS No 106-24-1)	GERANIOL
19.	Hexyl cinnamaldehyde (CAS No 101-86-0)	HEXYL CINNAMAL

(cont.)

	SUBSTÂNCIA	INCI
20.	Hydroxy-citronellal (CAS No 107-75-5)	HYDROXYCITRONELLAL
21.	Hydroxymethylpentylcyclohexe-necarboxaldehyde (CAS No 31906-04-4)	HYDROXYISOHEXYL 3-CYCLOHE-XENE CARBOXALDEHYDE
22.	Isoeugenol (CAS No 97-54-1)	ISOEUGENOL
23.	Linalool (CAS No 78-70-6)	LINALOOL
24.	Methyl heptin carbonate (CAS No 111-12-6)	METHYL 2-OCTYNOATE
25.	Oak moss extract (CAS No 90028-68-5)	EVERNIA PRUNASTRI EXTRACT
26.	Treemoss extract (CAS No 90028-67-4)	EVERNIA FURFURACEA EXTRACT

Fonte: Ministério da Saúde (2012).

- Lote, para que, caso haja alguma reação inesperada, seja possível: a) realizar testes no lote de retenção que fica armazenado no fabricante; e b) fazer um rastreamento para retirada nas revendas e junto aos consumidores, caso seja necessário um recall.

- Validade. Como já abordado, óleos essenciais possuem, sim, validade, que deve ser seguida conforme informada pelo produtor.

- Número da notificação, que em geral se inicia com os números 25351, seguidos de mais seis dígitos, o ano da notificação e mais dois dígitos. Essa numeração está atrelada ao fabricante ou à indústria fracionadora e ao código de barras e é única para cada óleo essencial.

- CNPJ da indústria.

- Químico responsável e autorização de funcionamento do estabelecimento (AFE).

- Número do sistema de atendimento ao consumidor (SAC), que normalmente é o número de telefone de contato da empresa que comercializa o produto.
- Forma de uso e precauções.

Forma de extração, país de origem e parte da planta de onde foi feita a extração não são informações obrigatórias, mas desejáveis. A forma de extração indica que o óleo foi extraído de plantas, e não sintetizado. A origem pode ser mais um aspecto que indica a qualidade do produto. Por exemplo: sabemos que o país de origem do tea tree é a Austrália; se o óleo vem de lá, sabemos que será do quimiotipo esperado. Se os óleos vierem de outros países que não o país de origem, desde que a procedência seja confiável, não há problemas. No entanto, se eles provêm de localidades com mais tradição na produção, a tendência é que sejam de boa qualidade. Alguns exemplos: bergamota da Itália, ylang-ylang das Ilhas Comores, de Madagascar e Reunião, gerânio bourbon destes dois últimos locais, lavanda da França ou da Bulgária. Mais uma vez, não é que não possa haver bergamota, lavanda, gerânio ou alecrim, por exemplo, no Brasil, mas as características serão diferentes.

CERTIFICAÇÃO

Uma coisa é certa: se um óleo tem certificados de institutos com IBD ou Ecocert, ele realmente foi extraído de plantas. Tais institutos não são órgãos oficiais como a Anvisa, mas empresas que concedem atestados por meio da verificação de documentos e processos. Os selos de certificação são pagos e passam por renovações periódicas. Há níveis de certificação, normalmente para: 1) ingredientes naturais – exige-se documentação que comprove que o produto é 100% natural; 2) ingredientes veganos – exige-se documentação que comprove que o produto não tem origem animal nem é testado em animais; e 3) orgânicos – essa certificação é a mais exigente, pois envolve critérios internacionais, que consideram aspectos de antes do plantio até o armazenamento. Embora essas certificações atestem a pureza dos óleos, não garantem sua qualidade, que pode variar bastante entre as diversas empresas certificadas.

Há também o Comitê de Óleos Essenciais da Organização Internacional de Normalização (ISO/TC 54), que representa a maior parte dos produtores internacionais, intermediários e consumidores da indústria mundial de óleos essenciais, com dezessete países-membros e 92 normas destinadas a óleos essenciais. Seu objetivo é justamente reduzir as adulterações nesse mercado. Essas normas estabelecem a parte da planta a ser utilizada na extração, as características físicas, químicas e organolépticas do óleo, o perfil cromatográfico, os quimiotipos, os métodos de análise e até critérios para transporte, rotulagem e nomenclatura (Martins *et al.*, 2011). Há ainda a Farmacopeia Europeia, com 32 monografias sobre óleos essenciais. As normas ISO e as da Farmacopeia Europeia são as mais exigidas no mercado internacional, ou seja, são importantes para empresas brasileiras que exportam óleos essenciais para outros países que exigem o cumprimento dessas normas.

EMBALAGEM

Óleos essenciais devem ser acondicionados em frascos de vidro escuros que os protejam contra a ação dos raios UV, sendo os de cor âmbar os mais indicados (Oliveira; Silva, Costa, 2020). Muitas essências são vendidas em frascos pet, o que não é de todo ruim, mas está longe de ser o ideal. Se o plástico for transparente, desconsidere completamente a possibilidade.

Como em geral o uso dos óleos essenciais é por gotas, é imprescindível que no frasco haja um gotejador. Entre os tipos de gotejador, alguns são mais indicados para óleos essenciais mais finos e outros para óleos mais grossos. Alguns óleos realmente demoram a escorrer, como o de vetiver – neste caso específico, vale a pena trocar o gotejador por uma tampa com conta-gotas de vidro e bulbo de silicone. Como já mencionamos aqui, essa prática só é recomendável no caso particular do óleo de vetiver (que, por ser pouco volátil, não escapará pelo bulbo de silicone, que não é impermeável). Essa substituição também pode ser considerada se for temporária, por exemplo, quando da fabricação de um perfume ou da realização de uma oficina de sprays aromáticos ou cosméticos naturais, situações em que é importante que a quantidade de gotas seja exata. Ao final da atividade, entretanto, deve-se desfazer a troca. Para comprar, evite óleos essenciais vendidos em conta-gotas.

FRAGRÂNCIA

Em rótulos de essências, além de não constar nenhuma das informações listadas no item sobre notificação (já que essências não são classificadas como cosméticos), na composição poderá constar qualquer denominação, exceto "óleos essenciais": podem aparecer tanto "fragrância" como "essência pura" ou o nome dos isolados, possivelmente sintéticos, não relacionados ao nome de plantas. Cabe aqui uma observação muito importante. Como se sabe, os óleos essenciais apresentam propriedades que atuam nas esferas física, mental e emocional. As essências, especialmente as sintéticas, não têm esses objetivos e, consequentemente, não devem ser usadas para esse fim. Há dois motivos principais para isso. Primeiro, ao inalarmos uma essência, mesmo que ela traga algum efeito positivo, isso se dará em razão de uma memória afetiva positiva – nesse caso, o efeito também poderia ser o inverso, caso a memória associada ao cheiro em questão fosse negativa. Ou seja, não podemos falar em propriedade terapêutica, apenas em memória olfativa. Em segundo lugar, mesmo que se usem isolados sintéticos para tentar reproduzir o aroma de um óleo essencial, o que poderia resultar em algum efeito terapêutico, esta não é a realidade geral na industrialização de essências. Tente se lembrar de quantos aromas de rosa diferentes você já inalou em perfumes. Certamente vários. E isso não ocorre pelo fato de haver vários tipos de rosas, até porque não são tantas as variedades de rosas das quais se extraem óleos essenciais. As fragrâncias sintéticas são feitas a partir de insumos químicos como alfa-amil-cinamaldeído, que imita o jasmim, ácido fenilacético, que imita o óleo de flor de laranjeira e o jacinto, benzoato de metila, que imita o ylang-ylang, entre outros – insumos que, em sua maioria, nada têm a ver com os naturais. Em geral, nessas fragrâncias usam-se etanol, fixadores e propilenoglicol (Conselho Regional de Química da 5ª Região, 2022).

Uma questão de confiança

Para além de todos os aspectos comentados em relação à diferença entre óleos essenciais e essências, é fundamental que haja uma relação de confiança entre o consumidor e as marcas de óleos essenciais. Empresas sérias e comprometidas trabalham com critérios e não incluem óleos essenciais em seu portfólio só para seguir modismos. Ao escolher uma marca, atente-se ao foco. Hoje em dia, empresas que não são do ramo comercializam óleos essenciais junto com produtos diversos, desconsiderando questões de saúde e bem-estar e os fatores de segurança envolvidos. Prefira empresas especializadas em aromaterapia, que em geral oferecem produtos melhores e a preços acessíveis, além de possuírem missão, visão e valores que priorizam a qualidade. O Brasil hoje é um grande produtor de óleos essenciais, e é importante valorizar os pequenos produtores que estão se adequando às normas ISO e à Farmacopeia Europeia para se equipararem à qualidade exigida internacionalmente. Nesse sentido, é importante também que eles incluam em suas produções as plantas nativas, com suas propriedades incríveis.

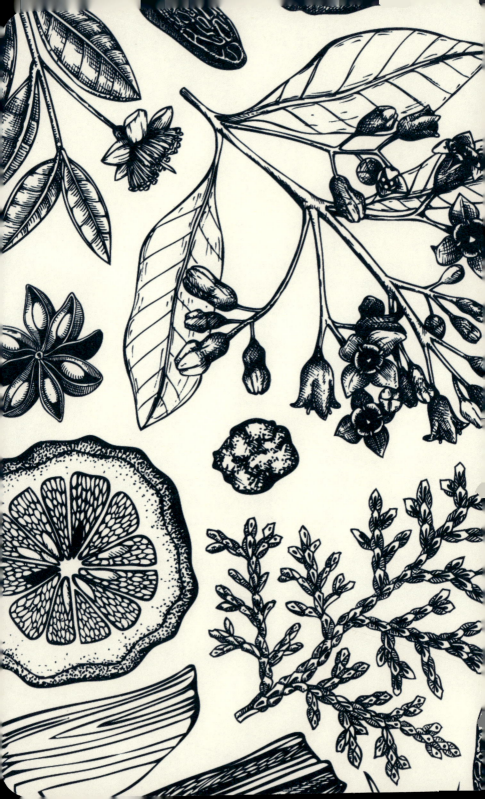

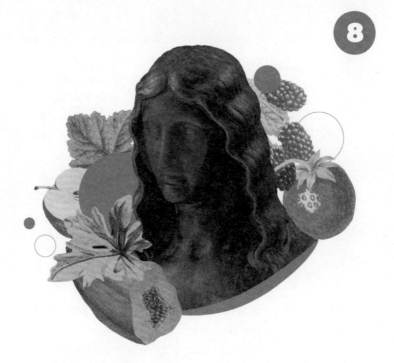

FICHAS DE ÓLEOS ESSENCIAIS, ÓLEOS VEGETAIS E HIDROLATOS

Nas páginas a seguir, você encontrará fichas dos óleos essenciais mais usados, de óleos vegetais e hidrolatos. Nessas fichas, constam as seguintes informações:

- **Nome botânico**: este é um dos dados mais importantes para se ter em mente (se for estudante, tem que decorar!), pois é pelo nome botânico que se pode identificar e comprar o produto correto, sobretudo se você estiver em um país estrangeiro e não souber o nome usado localmente. Os nomes botânicos podem mudar com o tempo, dependendo de reclassificações feitas por especialistas da área. O do vetiver, por exemplo, era *Vetiveria zizanioides* e hoje é *Chrysopogon zizanioides*. O ideal é seguir se atualizando.

- **Forma de extração**: hoje em dia, para os óleos essenciais, ainda predomina a destilação por arraste a vapor, mas há novas tecnologias, como a extração por CO_2, que é uma tendência. Já a maioria dos óleos vegetais são extraídos por prensagem a frio, embora esse também não seja o único método.

- **Região de origem**: é importante saber os países ou as regiões de origem apenas como referência de tradição de cultivo e produção, pois pode haver outros lugares produtores, sobretudo com a expansão por que a aromaterapia vem passando. Entretanto, se o produto provém dos locais mais tradicionais, é mais difícil errar na compra. E, já que falamos de outros países, é comum que, ao viajar para fora do Brasil, se pense em comprar óleos essenciais. Nesse caso, realmente vale a pena adquirir óleos mais nobres, como os de rosa, jasmim e néroli, que chegam aqui muito mais caros por conta do baixo volume de vendas e dos altos impostos. De todo modo, mesmo nos locais de origem é preciso ter cautela, pois a região de origem, por si só, não garante que os óleos sejam puros e de qualidade. Assim como aqui temos lojas que vendem insumos e óleos essenciais baratos, em outros países há lojas de suvenires para turistas e produtos não regulamentados. É recomendável fazer uma pesquisa prévia por marcas conhecidas e confiáveis.

- **Principais constituintes**: os constituintes normalmente vão aparecer em ordem decrescente de quantidade na composição. Em geral, os primeiros da lista (portanto, os mais presentes) é que vão ditar as propriedades e inclusive as contraindicações, embora alguns constituintes, como a furanocumarina, possam causar danos mesmo em quantidades diminutas.

- **Odor**: o odor vai ajudar a identificar se o óleo ou hidrolato é autêntico. Muitas vezes o aroma é diferente do que sentimos quando cheiramos a planta, e o alecrim é um bom exemplo disso. Quando alguém cheira o óleo essencial de alecrim, é comum que pense: "Que canforado!", diferentemente de quando cheira a planta fresca. Sabendo que é assim que tem que ser, fica mais fácil reconhecer e saber que não há nada de errado.

- **Cor e aparência**: muitos óleos essenciais possuem cor. Se, em um teste visual, tais óleos se apresentam como totalmente transparentes, este já pode ser um indício de que não são naturais. Não se pode confiar em um óleo essencial de bergamota que não seja verde, de camomila-azul que não seja azul ou verde (mais raro), ou de jasmim que não seja marrom. Alguns óleos essenciais são descritos como móveis, significando que "possuem pernas", ou seja, "saem" do frasco mesmo fechado e lacrado. Se um óleo essencial como o de mirra se mantém totalmente "comportado" e não deixa nenhum "rastro" – soltando, por exemplo, uma espécie de borra em volta do frasco, algo que seria comum –, devemos suspeitar de sua integridade. Óleos essenciais de frutos cítricos, especialmente o de laranja-doce, costumam escapar até completamente do frasco se não forem usados em alguns meses, deixando para trás um frasco vazio.

- **Propriedades**: o glossário com termos que aparecem nesse item das fichas está disponível ao final do livro (p. 336).

- **Indicações**: normalmente as indicações que aparecem nas fichas estão agrupadas nesta ordem: para pele e cabelos; para os sistemas muscular, cardíaco e circulatório; para o sistema respiratório; para o sistema digestório; para o sistema geniturinário; para o sistema imunológico; e, por fim, para questões de saúde mental e emocional.

- **Sinergias aromáticas**: este item se refere à combinação de óleos essenciais em termos de odor. Para combinar, basta encontrar outros óleos essenciais com as mesmas propriedades e indicações.

- **Precauções**: as precauções listadas têm como referência a obra *Essential oil safety*, de Robert Tisserand e Rodney Young, de 2014, e pode diferir de livros franceses ou anteriores a 2014, quando muitas contraindicações foram atualizadas. As dosagens máximas de óleos essenciais para uso na pele serão listadas quando estiverem abaixo de 5% (a dosagem máxima indicada no quadro 1 da p. 146).

ÓLEOS ESSENCIAIS

ALECRIM

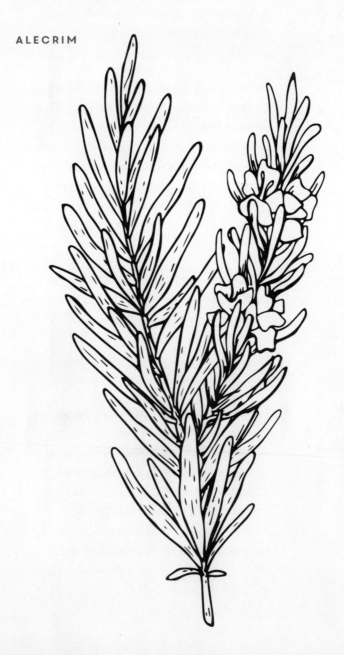

Nome botânico: *Salvia rosmarinus* (antigo *Rosmarinus officinalis*).

Forma de extração: destilação a vapor ou extração supercrítica dos ramos e flores.

Regiões de origem: França, Espanha, Portugal, Tunísia.

Principais constituintes: 1,8-cineol, cânfora, canfeno, alfapineno, betapineno, borneol, verbenona, gamaterpineno, mirceno, alfacariofileno e betacariofileno.

Odor: penetrante, fresco, canforado, amadeirado-balsâmico.

Cor e aparência: incolor ou amarelo-pálido; líquido móvel.

Propriedades: estimulante dos nervos e da mente, analgésico, tônico do sistema nervoso, fortificante, purificante e protetor (das energias sutis), vivificante, refrescante. É o óleo do estudante e do concurseiro, auxiliando na memória e no estado de alerta mental.

Indicações: acne, dermatite, eczemas, piolho, crostas capilares, crescimento capilar. Arteriosclerose, retenção de fluido, gota, dores musculares, nevralgia, palpitações, má circulação, varizes, reumatismo. Asma, bronquite, tosse sufocante. Colite, dispepsia, flatulência, desordens hepáticas, icterícia. Dismenorreia, leucorreia. Resfriados, gripe, infecções respiratórias. Dor de cabeça. Exaustão nervosa, estresse (cansaço, memória fraca).

Sinergias aromáticas: olíbano, lavanda, citronela, manjericão, tomilho, pinho, hortelã-pimenta, cedro, petitgrain, apimentados.

Precauções: contraindicado em casos de epilepsia e na gravidez. Também não se deve usar em crianças abaixo de 10 anos (qt. cineol e qt. cânfora), pois afeta o sistema nervoso central e pode ocasionar problemas respiratórios.

BERGAMOTA

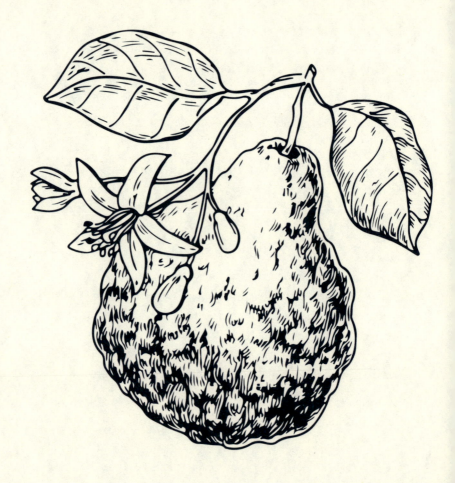

Nome botânico: *Citrus bergamia*.

Forma de extração: espremedura da casca da fruta.

Regiões de origem: Córsega, Marrocos, Itália.

Principais constituintes: limoneno, acetato de linalila, linalol, sabineno, gamaterpineno, acetato de nerila, bergamotina, bergapteno.

Odor: fresco, cítrico, doce, leve, cordial, levemente floral, verde.

Cor e aparência: verde-amarelado-claro, verde.

Propriedades: vivificante, refrescante, calmante, animador, sedativo, regulador, antidepressivo (um dos mais poderosos).

Indicações: acne, furúnculo, eczemas, picadas de insetos, pele oleosa, psoríase, piolhos, espinhas, feridas. Varizes. Halitose, infeções orais, garganta inflamada, amidalite, flatulência, perda de apetite. Cistite, leucorreia, pruridos, candidíase. Resfriados, gripe, infecções. Ansiedade, depressão, estresse.

Sinergias aromáticas: lavanda, néroli, jasmim, cipreste, gerânio, sálvia-esclareia, camomila, junípero, coentro e cítricos.

Precauções: sensibilizante de pele caso oxidado, altamente fotossensibilizante e potencialmente fotocarcinogênico. Prefira óleos LFC (livre de furanocumarinas) – têm aroma menos acentuado, porém são mais indicados em casos de candidíase (Tisserand; Young, 2014). Use um máximo de 0,4% na pele (ou 1 gota para cada 10 mL ou g de base). Caso tenha ultrapassado esse limite, não se exponha ao sol ou a raios ultravioleta por pelo menos doze horas. Pode ser adulterado com linalol sintético, limoneno, acetato de linalina e óleos essenciais de laranja ou de lima (Tisserand; Young, 2014).

BREU-BRANCO

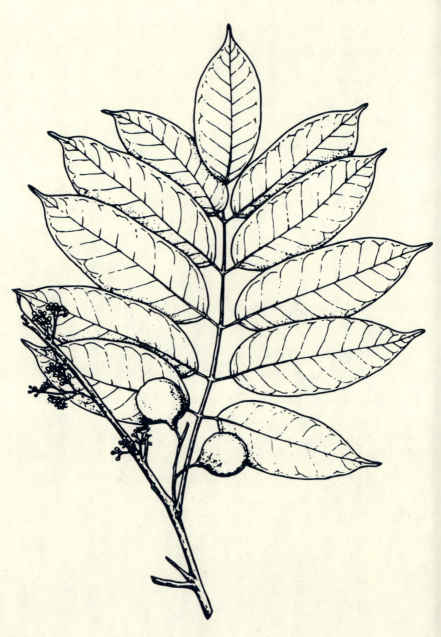

Nome botânico: *Protium heptaphyllum*.

Forma de extração: hidrodestilação da resina.

Regiões de origem: Brasil, Peru, Equador, Guiana.

Principais constituintes: terpinoleno, limoneno, alfafelandreno, alfapineno.

Odor: resinoso, levemente apimentado e cítrico, quente e fresco ao mesmo tempo.

Cor e aparência: de amarelo-claro a incolor.

Propriedades: anticonvulsivante, antitumoral, antimutagênico, broncodilatador, imunoestimulante, calmante, purificador emocional. Diz-se que traz clareza mental e afina a intuição.

Indicações: acne, rosácea, furúnculos, reumatismo, picadas de insetos, bronquite, resfriados, gripe, baixa imunidade, candidíase, dor de cabeça, depressão, tensão nervosa, estresse.

Sinergias aromáticas: alecrim, cedro, cipreste, cravo, cardamomo, citronela, eucalipto globulus, eucalipto citriodora, gerânio, hortelã-pimenta, junípero, lavanda, limão, manjericão, manjerona, olíbano, patchuli, pimenta-negra, pimenta-rosa, sálvia-esclareia, sândalo, ylang-ylang.

Precauções: sensibilizante de pele caso oxidado (Silva *et al.*, 2012; Lima *et al.*, 2016).

Você também pode ouvir falar de almíscar, maria-preta, almécega, amescla, pau-de-mosquito, almescla, almácega, almesca, almácega-brava, breu-almácega, ibiracica, pau-de-breu, animé, árvore-do-incenso, erva-feiticeira, icariba, curacal, tacamahaco.

CAMOMILA-ROMANA

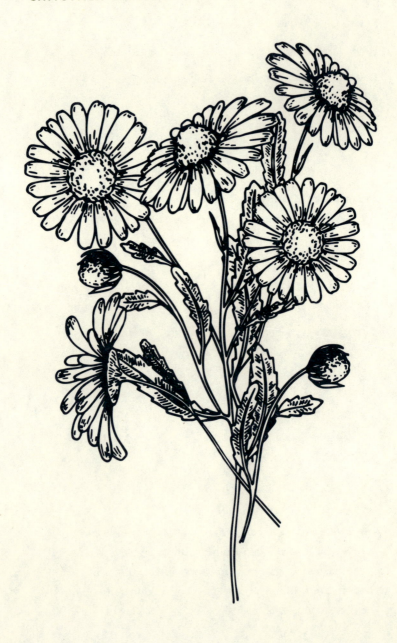

Nome botânico: *Chamaemelum nobile* ou *Anthemis nobilis*.

Forma de extração: destilação a vapor do topo das flores.

Regiões de origem: França, Inglaterra, Bélgica, Hungria.

Principais constituintes: angelato de isoamila, angelato isobutílico, 3-metilpentil angelato, alfapineno, 2-metil-2-propenil angelato, 3-metilpentil isobutirato, perpinoleno, canfeno, borneol.

Odor: quente, doce, herbáceo, com toque frutado.

Cor e aparência: de amarelo-claro a incolor.

Propriedades: antianêmico, antialérgico, hipnótico. Ajuda a lidar com emoções como a raiva, atuando no estômago e especialmente no fígado.

Indicações: alergias cutâneas, eczemas, pele sensível, juntas inflamadas, dores musculares difusas e persistentes, dor de dente (inclusive dentição infantil), dor de ouvido, dispepsia, cólicas, náuseas, anorexia, enjoo em grávidas, cistite, dismenorreia associada com estresse mental, TPM, rinite alérgica, dor de cabeça, enxaqueca, tensão nervosa, ansiedade, estresse, insônia.

Sinergias aromáticas: bergamota, sálvia-esclareia, jasmim, néroli, rosa, gerânio, lavanda, capim-limão, funcho-doce, hortelã-verde, laranja-doce, manjerona, patchuli, pau-rosa, pinho-siberiano, petitgrain, pimenta-rosa, priprioca, sândalo, tangerina, verbena.

Precauções: o óleo é não tóxico e não irritante, ou seja, é considerado muito seguro.

CANELA-VERDADEIRA

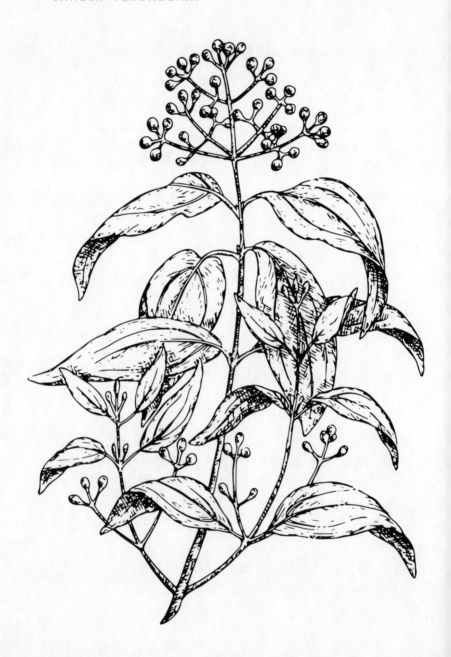

Nome botânico: *Cinnamomum zeylanicum* ou *Cinnamomum verum*.

Forma de extração: destilação a vapor de folhas e galhos ou extração por CO_2.

Regiões de origem: Madagascar, Índia, Jamaica, Sri Lanka.

Principais constituintes: eugenol, acetato de eugenila, linalol, acetato de cinamila, benzoato de benzila, betacariofileno, cinamaldeído, safrol, álcool cinâmico.

Odor: doce, quente, condimentado, seco, tenaz.

Cor e aparência: amarelo-amarronzado; líquido.

Propriedades: antidiarreico, estimulante geral.

Indicações: artrite, reumatismo, dores musculares, resfriados, coriza, tosse, infecções respiratórias, problemas digestivos, cólicas, flatulência, dispepsia com náusea, sintomas menstruais, infecções e debilidades em geral, cansaço.

Sinergias aromáticas: lavanda, capim-limão, palmarosa, olíbano, ylang-ylang, laranja, tangerina, benjoim.

Precauções: o óleo das folhas é relativamente não tóxico, mas altamente irritante e sensibilizante de pele, por conta do cinamaldeído. Use abaixo de 0,6% na pele (ou 5 gotas para cada 30 mL ou g de base). Interação medicamentosa por efeito coagulante. O óleo das cascas é ainda mais sensibilizante, com máximo de 0,07% na pele. Há ainda a canela-cássia (*Cinnamomum cassia*), também chamada de canela-falsa ou canela-chinesa, da qual se pode extrair o óleo essencial tanto da casca quanto das folhas, ambos com limite máximo de 0,05% na pele. Em qualquer uma das variedades – verdadeira ou falsa –, o efeito emenagogo pode antecipar em vários dias a menstruação, o que não chega a ser uma contraindicação, apenas um alerta.

CAPIM-LIMÃO

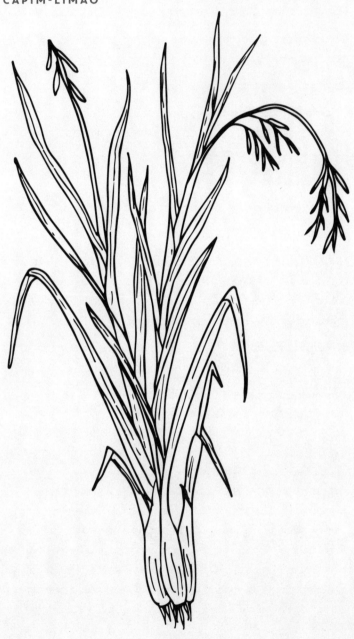

Nome botânico: *Cymbopogon citratus, Cymbopogon flexuosus* (espécies diferentes).

Forma de extração: destilação a vapor das folhas.

Regiões de origem: África, Argentina, Brasil, Birmânia, Ilhas Comores, Guatemala, Índia, Madagascar, Malásia, Sri Lanka, Tailândia, Vietnã.

Principais constituintes: geranial, neral, acetato de geranila, geraniol, limoneno, óxido de cariofileno, óxido de limoneno.

Odor: cítrico, limpo, verde, de feno, levemente amargo, de limão, pungente.

Cor e aparência: amarelo, âmbar ou marrom-avermelhado.

Propriedades: refrescante, revigorante, aliviador; é o óleo essencial "sossega-leão", ou seja, um poderoso sedativo.

Indicações: acne, pé de atleta, transpiração excessiva, poros abertos, piolhos, dores musculares, má circulação, colite, indigestão, gastroenterite, febre, infecções, dor de cabeça, exaustão nervosa, estresse, ansiedade, depressão. É usado como tônico muscular. Repele insetos, porém atrai abelhas.

Sinergias aromáticas: gerânio, bergamota, manjerona, pimenta--negra, alecrim, sálvia-esclareia, cardamomo, gengibre e cítricos.

Precauções: é teratogênico e sensibilizante da pele — use menos de 0,7% (ou 2 gotas para cada 10 mL ou g de base). Pode apresentar interação medicamentosa.

Outros nomes: capim-santo, capim-cidrão, capim-cidreira, capim-de-estrada, capim-cheiroso. Não confunda com a erva-cidreira (melissa).

CEDRO-DO-ATLAS

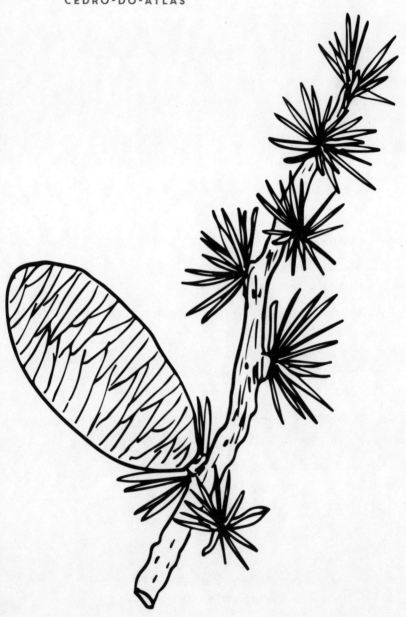

Nome botânico: *Cedrus atlantica*.

Forma de extração: destilação a vapor das lascas da madeira, preferencialmente do cerne.

Regiões de origem: Líbano, Chipre, Marrocos, Argélia.

Principais constituintes: alfa, beta e gama-himachaleno, alfa--atlantona, deodarona, himachalol, isocedranol, cedranona, alfacalacoreno, gamacurcumeno, cadaleno, trans-alfa-bergamotol, cadineno, óxido de himachaleno, cedrol.

Odor: quente, com nota de saída canforácea e doce tenaz, e nota de base balsâmica e amadeirada.

Cor e aparência: amarelo, alaranjado, âmbar. Pouco viscoso.

Propriedades: cicatrizante de pele com acne, antisseborreico, repelente para traças e insetos. Diz-se que é confortante para pessoas que se sentem inseguras.

Indicações: acne, caspa, infecções causadas por fungos, pele oleosa, queda de cabelo, celulite, edemas, artrite, reumatismo, bronquite, catarro, resfriado, tosse, infecção urinária, cistite, pruridos, tensão nervosa causada por estresse.

Sinergias aromáticas: alecrim, bergamota, cardamomo, cipreste, jasmim, junípero, laranja-doce, limão-siciliano, mandarina, néroli, olíbano, patchuli, pimenta-negra, sálvia-esclareia, tangerina, vetiver, ylang-ylang.

Precauções: o óleo é não tóxico, não irritante e não sensibilizante. Em suma, muito seguro.

Também é conhecido como cedro-atlântica.

CIPRESTE

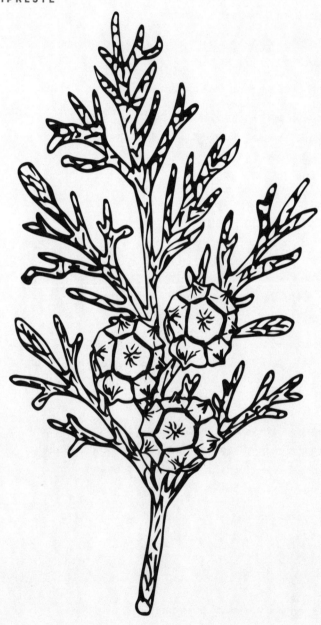

Nome botânico: *Cupressus sempervirens*.

Forma de extração: destilação a vapor de folhas e galhos.

Regiões de origem: França, Itália, Espanha, Córsega, Sardenha, Sicília.

Principais constituintes: alfapineno, delta-3-careno, cedrol, acetato de terpenila, terpinoleno, limoneno, betapineno, sabineno, betamirceno, cadineno, alfaterpineol, paracimeno, gamaterpineno, terpineno-4-ol, borneol.

Odor: fumaça, doce, balsâmico, tenaz, amadeirado, seco, levemente de noz e especiaria, austero.

Cor e aparência: amarelo-pálido ou verde-oliva pálido; líquido, muito móvel.

Propriedades: refrescante, purificante, relaxante, aquecedor, vivificante, restaurador, confortante, protetor, aliviador.

Indicações: pele oleosa, perspiração excessiva, feridas, hematomas, hemorroidas, varizes, celulite, cãibras, edemas, má circulação, reumatismo, asma, bronquite, tosse, dismenorreia, questões típicas da menopausa, menorragia, ansiedade, fraqueza, luto, tensão nervosa.

Sinergias aromáticas: cedro, pinho, lavanda, mandarina, sálvia-esclareia, limão, cardamomo, junípero, benjoim, bergamota, laranja, manjerona, sândalo.

Precauções: é sensibilizante de pele se estiver oxidado.

CITRONELA

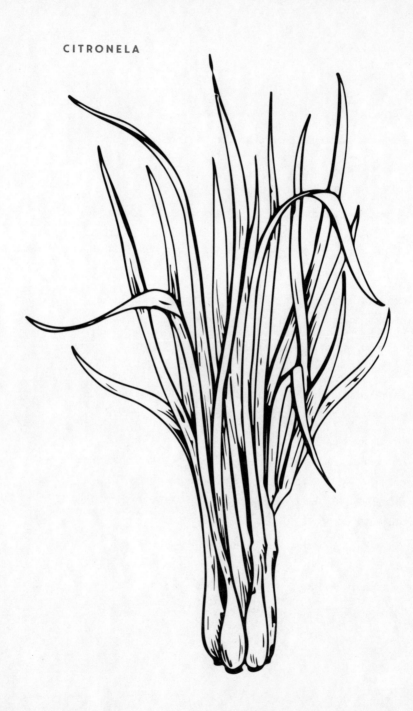

Nome botânico: *Cymbopogon nardus* ou *Andropogon nardus*.

Forma de extração: destilação a vapor da gramínea, fresca ou desidratada.

Regiões de origem: Sri Lanka, Indonésia, Brasil.

Principais constituintes: citronelal, geraniol, citronelol, limoneno, metil-isoeugenol, canfeno, acetato de citronelila, borneol, elemol, formato de geranila, betacubebeno, acetato de geranila, betacariofileno, alfabergamoteno, betaocimeno, isopulegol, linalol.

Odor: fresco, forte, de limão, adocicado.

Cor e aparência: líquido amarelo-pálido a amarelo-escuro.

Propriedades: estimulante mental e da criatividade, repelente de insetos, desodorante. Alguns livros o classificam como sedativo ou calmante, talvez em doses muito baixas; em doses mais elevadas e especialmente por via aérea pode ser bastante estimulante.

Indicações: transpiração excessiva, febre, parasitas intestinais, distúrbios digestivos, fadiga, falta de ânimo.

Sinergias aromáticas: bergamota, laranja, limão, gerânio, cedro.

Precauções: em altas doses, pode ser atordoante. No mais, é não tóxico, não irritante e não sensibilizante.

COPAÍBA

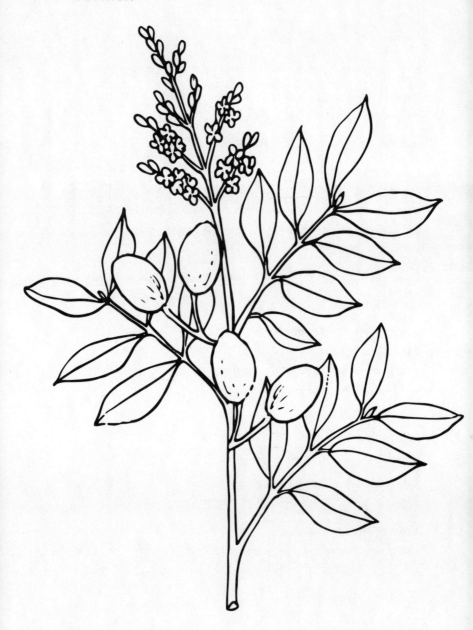

Nome botânico: *Copaifera officinalis.*

Forma de extração: destilação molecular da resina.

Regiões de origem: Brasil.

Principais constituintes: alfa e betacariofileno, alfacopaeno, cadineno, cedrol, alfasselineno, alfa-ylangeno, betacubebeno, germacreno-D, aromadendreno, betabisabolol, gamamuuroleno.

Odor: quente, acre, amadeirado.

Cor e aparência: transparente; um pouco viscoso.

Propriedades: anti-inflamatório poderoso. Pode ser usado em sprays como fixador e em cosméticos, por ser mais leve e amigo da pele. É diferente do bálsamo de copaíba.

Indicações: caspa, feridas, ulcerações cutâneas, artrite, bursite, tendinite, hemorroidas, varizes, hematomas, infecções broncopulmonares, dor de garganta, dor de ouvido, sinusite, úlceras estomacais, vermes, cistite e infecções urinárias.

Sinergias aromáticas: alecrim, bergamota, cedro, cipreste, jasmim, junípero, néroli, olíbano, sálvia-esclareia, vetiver, ylang-ylang.

Precauções: é não tóxico, não irritante e não sensibilizante. Em suma, bastante seguro.

CRAVO

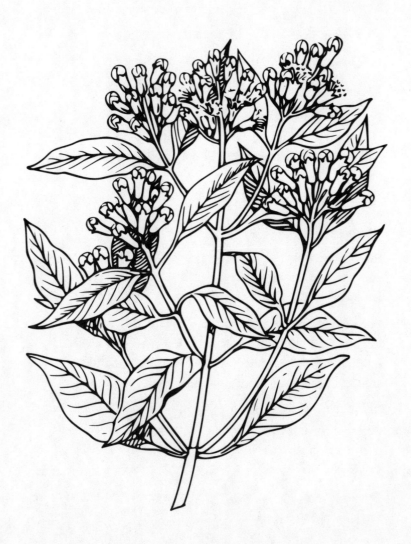

Nome botânico: *Syzygium aromaticum* ou *Eugenia caryophyllus*.

Forma de extração: destilação a vapor de botões ou de folhas.

Regiões de origem: Zanzibar, Madagascar, Indonésia.

Principais constituintes: eugenol, alfa e betacariofileno, acetato de eugenila, isoeugenol, metil-eugenol.

Odor: forte, doce, picante, condimentado, amadeirado e levemente frutado.

Cor e aparência: amarelo-claro; líquido.

Propriedades: larvicida, repelente de insetos; tônico mental e das emoções.

Indicações: acne, micose, dores musculares, reumatismo, nevralgia, torções, distensões, dor de dente, gengivite, dispepsia, náusea, mau hálito, indigestão, falta de apetite, flatulência, amidalite, sinusite, bronquite, resfriados, gripes, cansaço crônico, astenia.

Sinergias aromáticas: bergamota, lavanda, lavandim, rosa, sálvia-esclareia, ylang-ylang.

Precauções: levemente sensibilizante da pele e das membranas mucosas. Use diluições menores que 0,5% (ou 3 gotas para cada 20 mL ou g de base) e evite em crianças abaixo de 2 anos. O óleo essencial das folhas é um pouco mais suave, de valor mais acessível e mais seguro, sendo indicado para a aromaterapia. Já o óleo essencial dos botões, que tem aroma mais intenso e complexo e valor mais elevado, é mais indicado para a área de perfumaria.

EUCALIPTO CITRIODORA

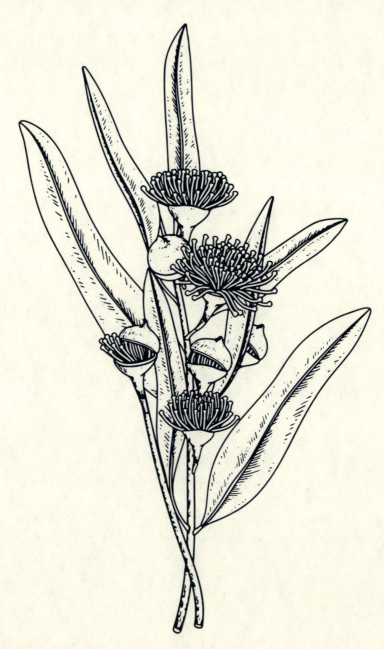

Nome botânico: *Eucalyptus citriodora*.

Forma de extração: destilação a vapor de folhas e galhos.

Regiões de origem: Brasil, Indonésia, China, Marrocos, Ilhas Seychelles.

Principais constituintes: citronelal, citronelol, isopulegol, alfapineno.

Odor: forte, fresco, remetendo à citronela; levemente doce e balsâmico.

Cor e aparência: incolor ou amarelo-claro; líquido e móvel.

Propriedades: imunoestimulante e repelente de insetos, principalmente de baratas e traças.

Indicações: pé de atleta e outras infecções por fungos, caspa, herpes, herpes-zóster, picada de inseto, pequenos cortes e ferimentos, nevralgias, artrite, artrose, reumatismo, tendinite, tensão muscular, dores na coluna cervical e torácica, asma, laringite, dor de garganta, resfriados, doenças infecciosas, candidíase.

Sinergias aromáticas: alecrim, lavanda, laranja, manjerona, cedro, limão.

Precauções: não há.

EUCALIPTO GLOBULUS

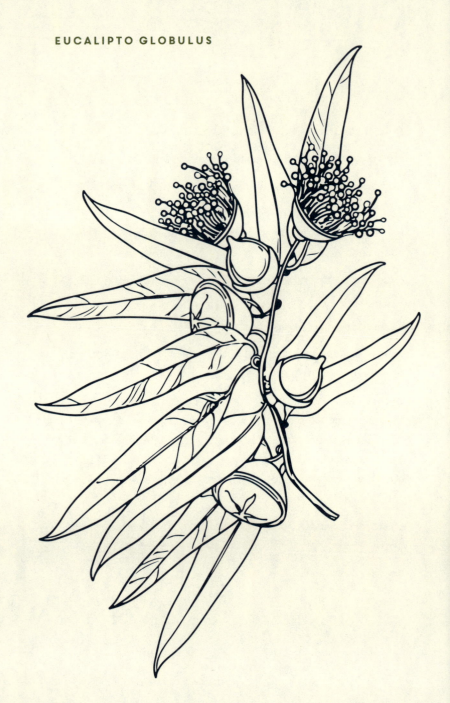

Nome botânico: *Eucalyptus globulus*.

Forma de extração: destilação a vapor de galhos jovens e folhas.

Regiões de origem: Austrália, China, Espanha, Portugal, Brasil, Rússia, Estados Unidos.

Principais constituintes: 1,8-cineol, alfapineno, limoneno, globulol, pinocarveol, paracimeno, aromadendreno, pinocarvona.

Odor: amadeirado, canforado, penetrante, fresco, levemente doce.

Cor e aparência: incolor, amarelo com o tempo; líquido e móvel.

Propriedades: estimulante, refrescante, repelente de insetos. Diz-se que é um ótimo limpador e purificante energético.

Indicações: queimaduras, bolhas, cortes, herpes, picadas de insetos, piolhos, infecções cutâneas, feridas, dores musculares, má circulação, artrite reumática, torções, asma, resfriado, gripe, bronquite, catarro, tosse, sinusite, infecções de garganta, catapora, sarampo, debilidade nervosa, dor de cabeça, nevralgia.

Sinergias aromáticas: tomilho, alecrim, lavanda, manjerona, pinho, cedro, limão.

Precauções: não use em crianças abaixo de 10 anos.

EUCALIPTO STAIGERIANA

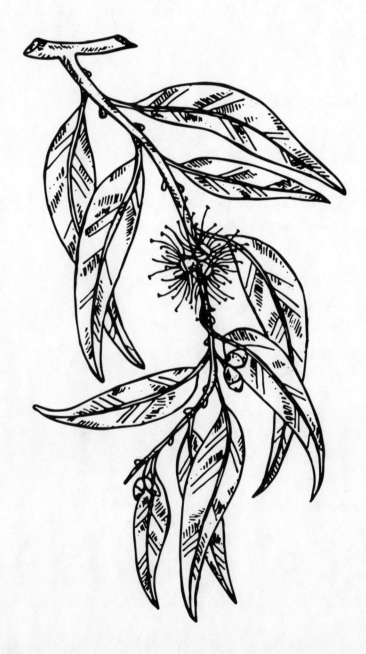

Nome botânico: *Eucalyptus staigeriana*.

Forma de extração: destilação a vapor de folhas e galhos.

Regiões de origem: Brasil, Austrália.

Principais constituintes: limoneno, betafelandreno, geranial, neral, alfafelandreno, terpinoleno, acetato de geranila, geraniol, 1,8-cineol, alfapineno.

Odor: forte, fresco, remetendo a limão; levemente acre e balsâmico.

Cor e aparência: de incolor a amarelo-claro; líquido e móvel.

Propriedades: revigorante e limpador do ambiente. Em sinergia com o óleo de pau-rosa, provou ser calmante para crianças com necessidades especiais (Price; Price, 2012).

Indicações: dores musculares, contusões, resfriados (inalação), tosses, dores de garganta, cansaço mental, depressão.

Sinergias aromáticas: alecrim, lavanda, laranja, manjerona, cedro, hortelã-pimenta, limão, olíbano.

Precauções: possivelmente sensibilizante em alguns indivíduos devido ao citral. Use um máximo de 3,4% na pele ou 10 gotas para cada 10 mL ou g de base.

FUNCHO-DOCE

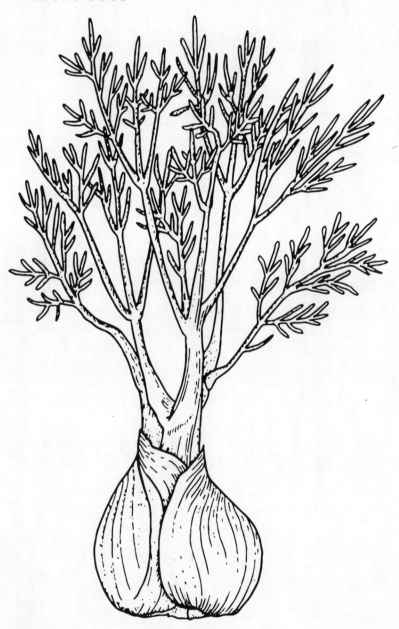

Nome botânico: *Foeniculum vulgare*.

Forma de extração: destilação a vapor de sementes.

Regiões de origem: França, Grécia, Itália, Hungria.

Principais constituintes: anetol, limoneno, fenchona, estragol, alfapineno, alfafelandreno.

Odor: fresco, semelhante a anis, doce, levemente apimentado, com toque amadeirado.

Cor e aparência: de incolor a transparente; líquido.

Propriedades: aperitivo, desintoxicante, estrogênico, estimulante gástrico.

Indicações: cólicas, indigestão, náusea, flatulência, indigestão, combate à obesidade, retenção líquida, drenagem linfática, celulite, edema linfático, infecção urinária, cistite, distúrbios hormonais relacionados à menstruação, TPM e menopausa (sinergia com rosa e sálvia-esclareia). Diz-se que ajuda quem tem dificuldade de autoexpressão.

Sinergias aromáticas: alecrim, camomila, cardamomo, gerânio, lavanda, rosa, sândalo, hortelã-pimenta, pimenta-negra, sálvia-esclareia, ylang-ylang.

Precauções: potencialmente carcinogênico, sensibilizante de pele caso oxidado, contraindicado na gravidez, na amamentação, em casos de endometriose e câncer estrogênio-dependentes e para crianças abaixo de 5 anos. O uso máximo na pele é de 2,5%, ou 7 gotas para cada 10 mL ou g de base. Congela em temperaturas abaixo de 21°C.

GERÂNIO

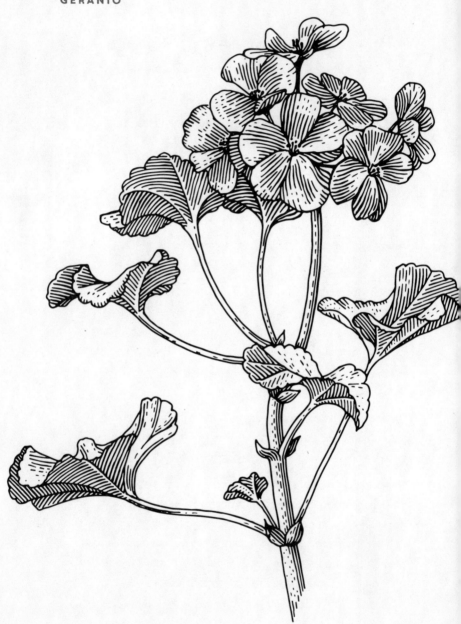

246

Nome botânico: *Pelargonium graveolens.*

Forma de extração: destilação a vapor das folhas, hastes e flores.

Regiões de origem: Ilhas Reunião, China, Egito, África do Sul, Marrocos.

Principais constituintes: geraniol, citronelol, formato de citronelila, mentona, isomentona, óxido de rosa, eudesmol, alfacariofileno, formato, butirato e tiglato de geranila, guaiadieno, linalol.

Odor: verde, rosa, doce, floral mentolado, fresco, forte, poderoso.

Cor e aparência: de verde muito claro a transparente.

Propriedades: estimulante do córtex adrenal e do sistema linfático, equilibrador da pele e dos humores, antidepressivo, refrescante, regulador, animador, aliviador, confortante.

Indicações: acne, hematomas, queimaduras, cortes, dermatite, eczema, hemorroidas, piolhos, pele oleosa e com rugas, micose, úlceras cutâneas, feridas, celulite, edemas, má circulação, garganta inflamada, amidalite, sintomas da menopausa e TPM, edemas linfáticos, ansiedade, depressão, tensão nervosa, nevralgia, estresse.

Sinergias aromáticas: alecrim, bergamota, cravo, jasmim, junípero, laranja-doce, lavanda, limão-siciliano, manjericão, néroli, patchuli, pimenta-negra, rosa, sândalo, tangerina.

Precauções: pode causar dermatite de contato em pessoas com pele sensível.

GRAPEFRUIT

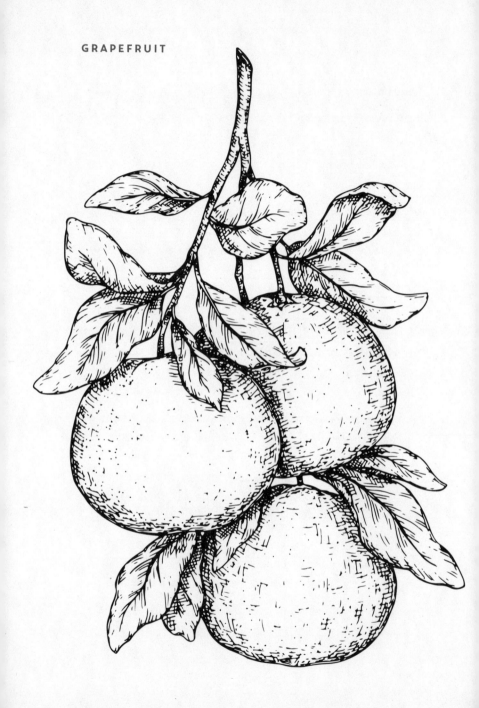

Nome botânico: *Citrus paradisi.*

Forma de extração: extração a frio da casca da fruta.

Regiões de origem: Estados Unidos, Brasil, Israel.

Principais constituintes: limoneno, betamirceno, alfapineno, sabineno, nootkatona, bergapteno.

Odor: fresco, doce, penetrante, suavemente amargo.

Cor e aparência: amarelo ou amarelo-pálido; líquido e muito móvel.

Propriedades: estimulante linfático, aperitivo e estimulante, chegando a ser euforizante.

Indicações: acne, pele oleosa, queda capilar por oleosidade, fadiga muscular, celulite, combate à obesidade, retenção de líquidos, cansaço, exaustão nervosa, depressão.

Sinergias aromáticas: alecrim, bergamota, camomila, cardamomo, cedro, cipreste, gerânio, jasmim, junípero, lavanda, limão, manjericão, palmarosa, néroli, ylang-ylang.

Precauções: é fotossensibilizante – use um máximo de 4% na pele ou 12 gotas para 10 mL ou g de base ou se mantenha longe da exposição direta a raios UV por doze horas após uso na pele. É sensibilizante de pele caso oxidado, por isso não use após a data de validade ou após completar um ano de aberto.

HORTELÃ-PIMENTA

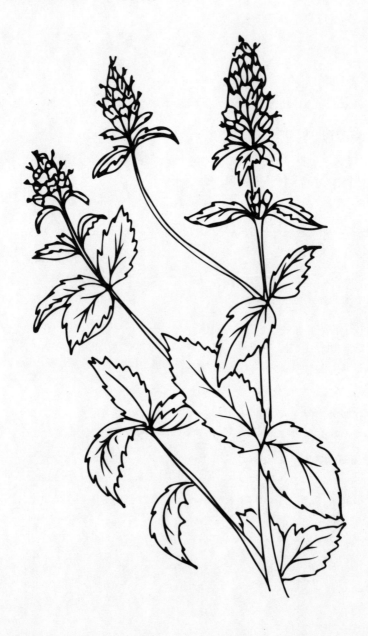

Nome botânico: *Mentha x piperita*.

Forma de extração: destilação a vapor das folhas e flores.

Regiões de origem: Estados Unidos, Inglaterra, Bulgária, Marrocos, Itália, China, Tasmânia, Holanda, Espanha, Alemanha, Brasil.

Principais constituintes: mentol, mentona, acetato de mentila, neomentol, 1,8-cineol, mentofurano, terpineno-4-ol, betapulegona.

Odor: fresco, brilhante, mentolado, penetrante, limpo.

Cor e aparência: amarelo muito claro ou esverdeado; líquido.

Propriedades: refrescante, restaurador, tônico dos nervos, estimulante mental, relaxante muscular, descongestionante das vias aéreas, repelente.

Indicações: acne, dermatite, micose, crosta capilar, dor de dente, nevralgia, dores musculares, palpitação, asma, bronquite, sinusite, tosse espasmódica, cólica, cãibras, dispepsia, flatulência, náusea, halitose, resfriados, gripe, febre, desmaios, dor de cabeça, fadiga mental, enxaqueca, estresse nervoso, vertigens.

Sinergias aromáticas: alecrim, bergamota, benjoim, eucalipto, lavanda, limão, manjerona.

Precauções: é irritante das membranas mucosas e neurotóxico (não exagere inclusive na inalação), fibrilação atrial, deficiência de G6PD. Não aplique na face ou perto dela em crianças. Embora não haja situações que demandem esta quantidade, o uso máximo na pele deve ser de 5,4%, — em geral 1% já é suficiente para adultos sem pele sensível.

JASMIM

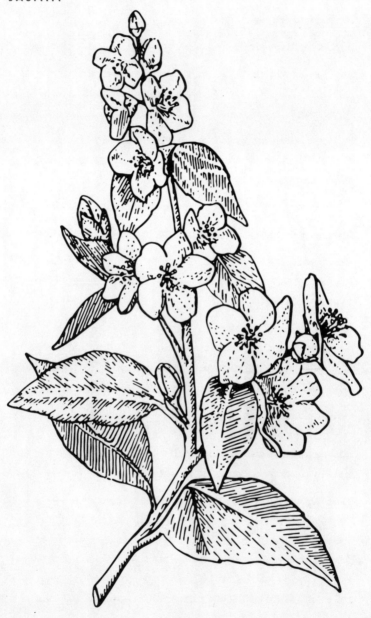

Nome botânico: *Jasminum officinale*.

Forma de extração: extração por solvente realizada nas flores.

Regiões de origem: França, Índia, Marrocos, Itália, China, Egito.

Principais constituintes: acetato de benzila, linalol, ácido fenilacético, álcool benzílico, farnesol, antranilato de metila, cis-jasmona, jasmonato de metila.

Odor: forte, doce, floral, exótico, misterioso, tenaz.

Cor e aparência: laranja-amarronzado; líquido viscoso.

Propriedades: tônico uterino, afrodisíaco, revigorante, calmante para os nervos, regulador da respiração.

Indicações: pele seca, irritada e sensível, espasmos musculares, torções, catarro, tosse, rouquidão, laringite, cólicas menstruais, dores do parto, desordens uterinas, depressão, depressão pós-parto, exaustão nervosa, apatia, estresse, impotência sexual e ausência de desejo sexual.

Sinergias aromáticas: bergamota, capim-limão, camomila--romana, canela, cardamomo, cedro, cipreste, gengibre, gerânio, laranja, néroli, olíbano, pau-rosa, rosa, sálvia-esclareia, sândalo, tangerina, ylang-ylang.

Precauções: é um sensibilizante de pele moderado, especialmente em casos de adulteração. Na pele, use o máximo de 0,7% ou 2 gotas para cada 10 mL ou g de base, quantidade mais que suficiente devido ao seu potente aroma.

JUNÍPERO (ZIMBRO)

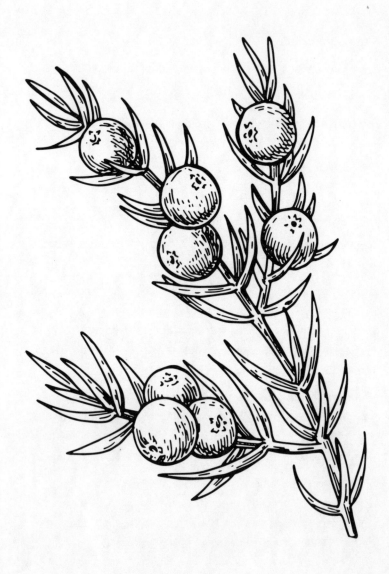

Nome botânico: *Juniperus communis*.

Forma de extração: destilação a vapor das bagas (superior), agulhas ou galhos ou extração por CO_2.

Regiões de origem: França, Itália, República Tcheca, Hungria, Áustria, Sérvia, Croácia.

Principais constituintes: alfapineno, sabineno, mirceno, terpineno-4-ol, limoneno, betacariofileno, paracimeno, alfatujeno, alfaterpineol.

Odor: fresco, verde, adocicado, balsâmico, amadeirado.

Cor e aparência: líquido móvel de cor amarelo-clara.

Propriedades: fortificante. Diz-se que é um ótimo purificador mental, emocional e espiritual.

Indicações: acne, dermatite, eczema, queda de cabelo, hemorroidas, pele oleosa, feridas, arteriosclerose, acúmulo de toxinas, combate à celulite, gota, obesidade, reumatismo, resfriados, gripe, infecções, amenorreia, cistite, dismenorreia, leucorreia, ansiedade, tensão nervosa, estresse.

Sinergias aromáticas: alecrim, bergamota, capim-limão, cipreste, gerânio, grapefruit, lavanda, olíbano, sálvia-esclareia, sândalo, vetiver.

Precauções: é sensibilizante caso oxidado. Procure armazenar em local escuro.

LARANJA-DOCE

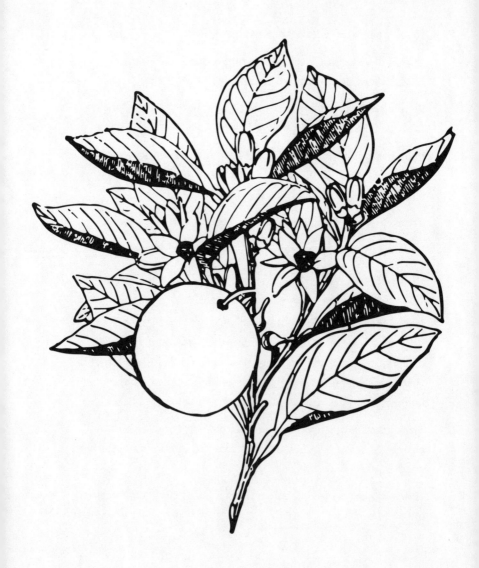

Nome botânico: *Citrus sinensis*.

Forma de extração: espremedura da casca da fruta.

Regiões de origem: Israel, Brasil, Estados Unidos, Itália, Austrália.

Principais constituintes: limoneno, betamirceno, betabisaboleno, alfapineno.

Odor: doce, quente, sensual, fresco, cítrico.

Cor e aparência: líquido móvel amarelo-alaranjado ou laranja-escuro.

Propriedades: tônico do sistema nervoso, refrescante, confortante, sedativo.

Indicações: pele oleosa, cãibras, combate à obesidade, palpitação, retenção de líquido, diarreia, flatulência, constipação (com manjerona e pimenta-negra), digestão (em crianças), bronquite, frio, resfriado, gripe, ansiedade, depressão, estresse e insônia.

Sinergias aromáticas: canela, cedro, cravo, gerânio, hortelã-pimenta, lavanda, limão, mirra, néroli, olíbano, palmarosa, petigrain, pimenta-rosa, sálvia-esclareia, sândalo.

Precauções: é sensibilizante de pele caso oxidado.

LAVANDA

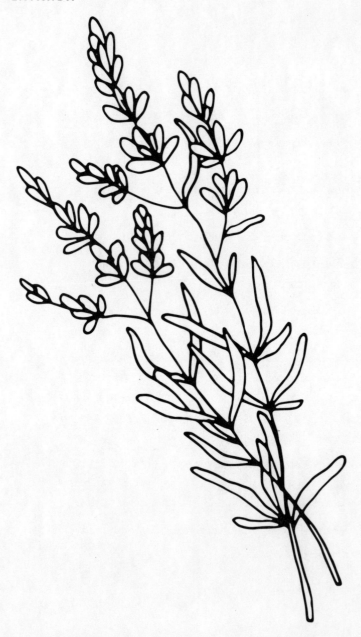

Nome botânico: Lavandula *officinalis* ou Lavandula *angustifolia*.

Forma de extração: destilação a vapor do topo das flores.

Regiões de origem: França, Bulgária, Inglaterra, Marrocos, Austrália, Hungria, Espanha, Tasmânia.

Principais constituintes: linalol, acetato de linalila, acetato de lavandulila, betacariofileno, terpineno-4-ol, borneol.

Odor: leve, floral, clássico, suave.

Cor e aparência: de incolor a amarelo-pálido.

Propriedades: anticonvulsivante, equilibrador, restaurador, purificante, repelente, limpador (seu nome vem do latim *lavare*).

Indicações: acne, alergias de pele (de preferência o hidrolato ou em dosagem abaixo de 1%), pé de atleta, furúnculo, feridas, queimaduras, dermatite, eczemas, inflamações, picadas de insetos (use puro na pele), piolhos, psoríase, micose, espinhas, crostas no couro cabeludo, queimadura de sol, hematomas, dor lombar, reumatismo, torções, asma, bronquite, catarro, resfriado, gripe, halitose, infecção na garganta, tosse, cólicas, dispepsia, flatulência, náuseas, cistite, dismenorreia, leucorreia, TPM, depressão, dor de cabeça (use em compressas), hipertensão, insônia, enxaqueca, tensão nervosa, estresse.

Sinergias aromáticas: a maioria dos óleos – cítricos, florais, camomila, cedro, copaíba, cravo, gerânio, manjericão, manjerona, patchuli, pinho, rosa, sálvia-esclareia, vetiver.

Precauções: não há, desde que não haja adulteração. Deve possuir pouca ou nenhuma cânfora.

LAVANDIM

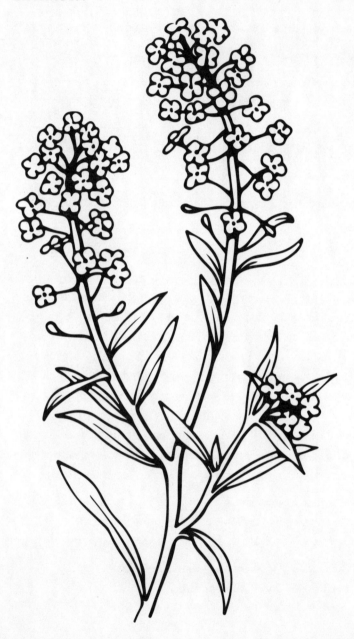

Nome botânico: *Lavandula hybrida*.

Forma de extração: destilação a vapor do topo das flores.

Regiões de origem: França, Inglaterra, Bulgária.

Principais constituintes: linalol, acetato de linalila, cânfora, 1,8-cineol, borneol, acetato de lavandulila.

Odor: fresco, canforado, herbáceo, amadeirado.

Cor e aparência: líquido móvel incolor ou amarelo muito pálido.

Propriedades: cardiotônico, neurotônico, repelente de insetos.

Indicações: acne, dermatite, eczema, inflamações da pele, picada de insetos, pequenos ferimentos, cãibras, contraturas, dores musculares, cólicas, dispepsia, flatulência, náusea, cistite, vaginite, dores de cabeça, tensão nervosa, TPM.

Sinergias aromáticas: alecrim, bergamota, cravo, canela, citronela, cipreste, capim-limão, gerânio, lavanda, limão, sálvia-esclareia, patchuli.

Precauções: não há.

LIMÃO-SICILIANO

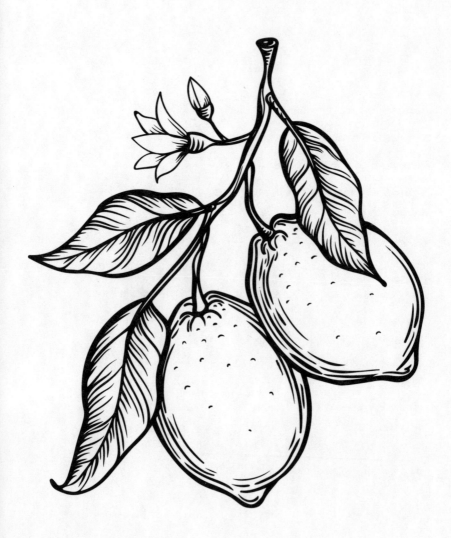

Nome botânico: *Citrus x limon*.

Forma de extração: espremedura da casca do fruto.

Regiões de origem: Itália, Sicília, Chipre, Israel, Estados Unidos.

Principais constituintes: limoneno, betapineno, gamaterpineno, geranial, alfapineno, sabineno.

Odor: fresco, limpo, leve, penetrante, frutado.

Cor e aparência: líquido móvel amarelo-esverdeado.

Propriedades: desintoxicante (inclusive mental), refrescante, estimulante da concentração (sinergia com vetiver), purificante, vivificante, fortificante.

Indicações: acne, anemia, unhas fracas, furúnculo, frieiras, calos, cortes, pele oleosa, herpes, picadas de insetos, úlceras e infecções na boca, verrugas, artrite, celulite, pressão alta, sangramento nasal, congestão, má circulação, varizes, reumatismo, asma, bronquite, catarro, dispepsia, resfriado, gripe, febre, infecções.

Sinergias aromáticas: cítricos, benjoim, camomila, capim-limão, eucalipto, funcho-doce, gerânio, hortelã-pimenta, junípero, lavanda, litsea cubeba, néroli, olíbano, pimenta-rosa, rosa, sândalo, vetiver, ylang-ylang.

Precauções: é fotossensibilizante. Use o máximo de 2% na pele ou 6 gotas para 10 mL ou g de base ou não se exponha ao sol por pelo menos doze horas depois de aplicá-lo. Pode causar sensibilização na pele especialmente se oxidado.

LITSEA CUBEBA

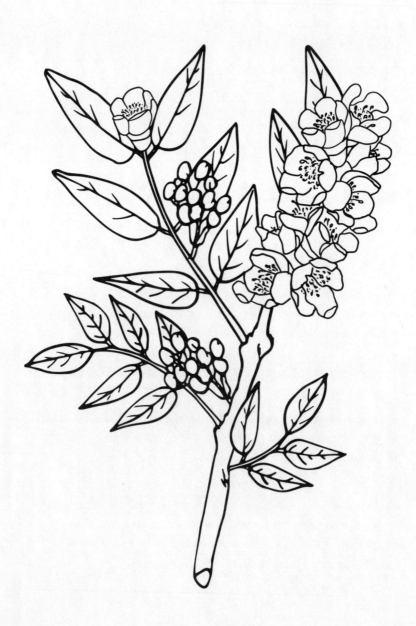

Nome botânico: *Litsea cubeba* ou *Litsea citrata*.

Forma de extração: destilação a vapor das frutas.

Região de origem: China.

Principais constituintes: geranial, neral, limoneno, metil-heptenona, betamirceno, linalol, geraniol, sabineno, nerol.

Odor: intenso, de limão, fresco, frutado, mais doce e menos tenaz que o de capim-limão.

Cor e aparência: líquido amarelo-claro.

Propriedades: refrescante, revigorante, antidepressivo, repelente de insetos, estimulante da secreção de sucos gástricos.

Indicações: acne, dermatite, transpiração excessiva, pele oleosa, flatulência, indigestão, ansiedade, depressão e irritação nervosa.

Sinergias aromáticas: bergamota, copaíba, gerânio, hortelã-pimenta, junípero, lavanda, limão, laranja, olíbano, patchuli, vetiver.

Precauções: evite em peles hipersensíveis, doentes ou danificadas. Na pele, não use acima de 0,8% ou mais de 2 gotas para 10 mL ou g de base (resista à tentação de exagerar ao fazer cosméticos e perfumes). Pode apresentar interação medicamentosa. Não use em crianças abaixo de 2 anos.

Também é conhecido como may chang e pimenta-chinesa.

MANJERICÃO

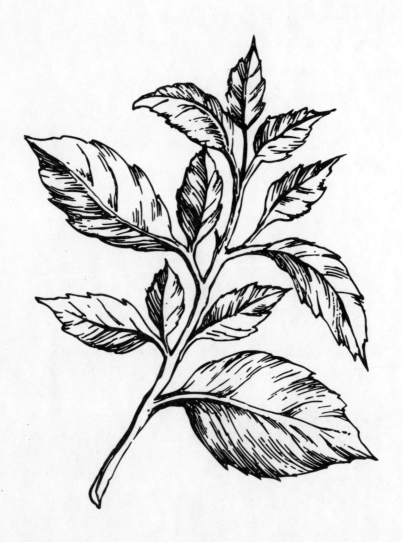

Nome botânico: *Ocimum basilicum*.

Forma de extração: destilação a vapor das ervas floridas.

Regiões de origem: Ásia, África, Mediterrâneo, Américas, França, Itália, Egito, Bulgária, Hungria.

Principais constituintes: linalol, eugenol, 1,8-cineol, germacreno-D, t-cadinol, cânfora, limoneno, alfaterpineol, betapineno, betafarneseno, terpinoleno.

Odor: fresco, herbáceo, docemente condimentado, balsâmico.

Cor e aparência: de transparente a amarelo-pálido.

Propriedades: analgésico, antisséptico, antiespasmódico, carminativo, cefálico, digestivo, expectorante, antidepressivo, calmante dos nervos.

Indicações: picadas de insetos, gota, dores musculares, dispepsia, flatulência, resfriados, bronquite, sinusite, menstruação escassa e com cólicas, ansiedade, depressão, fadiga mental, insônia, tensão nervosa.

Sinergias aromáticas: bergamota, cedro, citronela, gerânio, hortelã-pimenta, laranja, lavanda, sálvia-esclareia, sândalo, ylang-ylang.

Precauções: o quimiotipo linalol é o mais seguro e mais comum no Brasil e não oferece riscos. O uso máximo é de 3,3% na pele ou de 10 gotas para 10 mL ou 10 g de base, por conter eugenol e cânfora.

MANJERONA

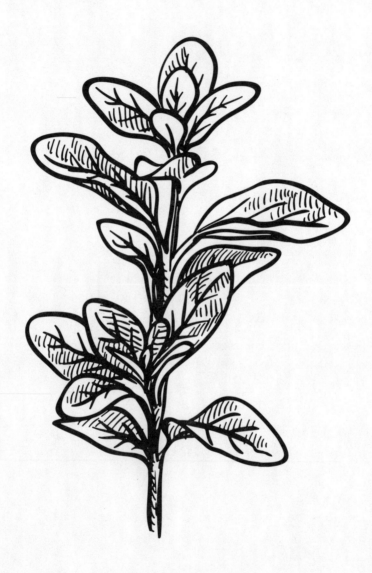

Nome botânico: *Origanum majorana*.

Forma de extração: destilação a vapor de folhas e flores.

Regiões de origem: Espanha, Tunísia, Egito, Marrocos, Hungria.

Principais constituintes: terpineno-4-ol, hidrato de sabineno, acetato de linalila, gamaterpineno, alfaterpineol, alfaterpineno, linalol, terpinoleno, sabineno, paracimeno.

Odor: amadeirado, apimentado, de nozes, canforado, herbal, penetrante.

Cor e aparência: líquido móvel amarelo-pálido.

Propriedades: anafrodisíaco, vasodilatador, entorpecente quando em altas doses.

Indicações: frieira, feridas, artrite, dor lombar, dor e enrijecimento muscular, reumatismo, torções, asma, bronquite, resfriado, gripe, cólica, constipação, dispepsia, flatulência, amenorreia, dismenorreia, leucorreia, TPM, dor de cabeça, hipertensão, insônia, enxaqueca, tensão nervosa, estresse.

Sinergias aromáticas: alecrim, bergamota, camomila, cipreste, copaíba, eucalipto, lavanda, limão, manjericão, tea tree.

Precauções: não há. É muito seguro.

OLÍBANO

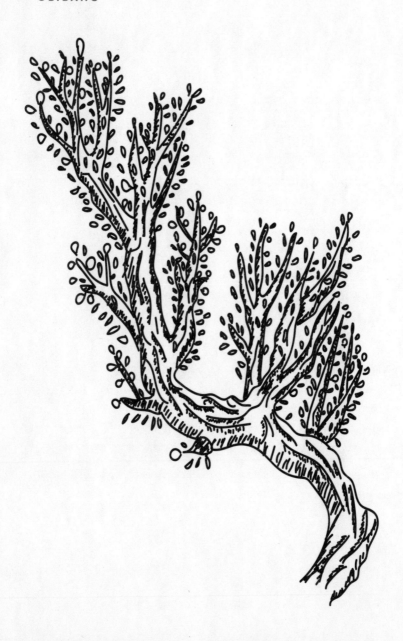

Nome botânico: *Boswellia carteri*.

Forma de extração: destilação a vapor da resina.

Regiões de origem: Índia, Somália, Omã, Iêmen, Etiópia, Arábia Saudita.

Principais constituintes: alfapineno, dipenteno, limoneno, felandreno, cimeno, mirceno, alfatujeno, terpineno-4-ol, acetato de incensol, incensol, cembreno A, 1,8-cineol.

Odor: quente, rico, com leve toque de limão, docemente balsâmico, penetrante.

Cor e aparência: líquido móvel transparente ou amarelo muito pálido.

Propriedades: tônico uterino, regenerador físico e energético, revitalizante, rejuvenescedor, melhora a respiração.

Indicações: pele envelhecida, oleosa, feridas, contusões, asma, bronquite, catarro, tosse, laringite, cistite, dismenorreia, leucorreia, ansiedade, tensão nervosa.

Sinergias aromáticas: alecrim, bergamota, breu-branco, canela, capim-limão, cedro, cipreste, copaíba, gerânio, grapefruit, laranja, lavanda, manjericão, néroli, patchuli, pinho, pimenta-negra, pimenta-rosa, rosa, sálvia-esclareia, sândalo, tangerina, vetiver.

Precauções: é sensibilizante caso oxidado.

PALMAROSA

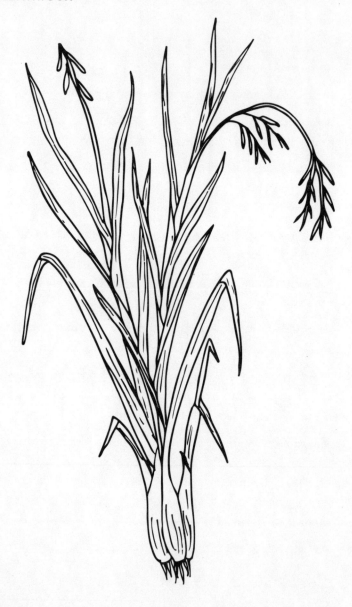

Nome botânico: *Cymbopogon martini*.

Forma de extração: destilação a vapor da grama fresca ou seca.

Regiões de origem: Índia, Java, Ilhas Seychelles, Ilhas Comores, Brasil.

Principais constituintes: geraniol, acetato de geranila, farnesol, linalol, betaocimeno, betacariofileno, geranial, óxido de cariofileno, betamirceno, elemol, farnesol.

Odor: de rosa, doce, fresco, levemente verde, floral.

Cor e aparência: líquido amarelo-claro ou verde-oliva claro.

Propriedades: regenera células e controla a oleosidade da pele. É refrescante e hidratante.

Indicações: acne, dermatite, eczemas, psoríase, pequenas infecções na pele, cicatrizes, pele inflamada, manchas, rugas, artrite, reumatismo, dores musculares, anorexia, indigestão, tensão nervosa, ansiedade, estresse.

Sinergias aromáticas: alecrim, capim-limão, cedro, cipreste, cítricos, funcho-doce, gerânio, lavanda, manjericão, néroli, olíbano, pinho, rosa, sândalo, ylang-ylang.

Precauções: não é recomendável usar acima de 1% na face ou de 3 gotas por mL ou g de base.

PATCHULI

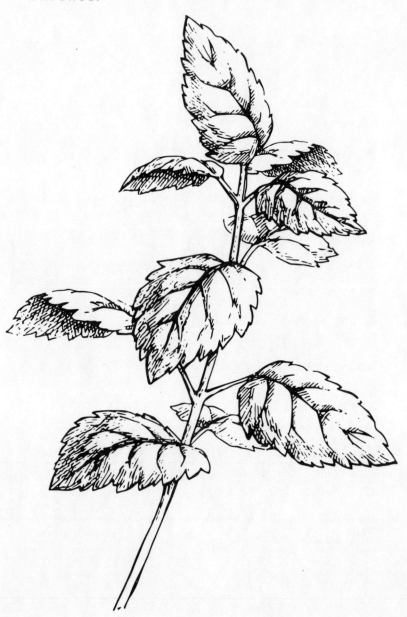

Nome botânico: *Pogostemon patchouly* ou *Pogostemon cablin*.

Forma de extração: destilação a vapor ou hidrodestilação das folhas secas e fermentadas ou extração por CO_2.

Regiões de origem: Filipinas, Indonésia, Malásia, Índia, China, Ilhas Maurício.

Principais constituintes: álcool de patchuli (patchulol), alfabulneseno, alfaguaieno, seicheleno, alfa, gama e betapatchuleno, betacariofileno, pogostol, pogostona, aromadendreno.

Odor: de terra, musgo, apimentado, amadeirado, quente, oriental, medicinal, forte.

Cor e aparência: líquido viscoso âmbar-alaranjado, de marrom-claro a marrom-escuro.

Propriedades: anti-inflamatório, antisséptico, adstringente, cicatrizante, desodorante, fungicida, tônico digestivo, afrodisíaco, sedativo nervoso (em pequenas doses) e estimulante (em grandes doses).

Indicações: acne, pé de atleta, pele rachada, caspa, coceira, dermatite, eczema, infecções por fungos na pele, impetigo, pele inflamada, pele e cabelo oleosos, poros abertos, feridas, rugas, náuseas, ausência de desejo sexual, exaustão nervosa, estresse.

Sinergias aromáticas: bergamota, cedro, cítricos, copaíba, cravo, gerânio, jasmim, lavanda, mirra, néroli, olíbano, orientais, pau-rosa, rosa, sálvia-esclareia, sândalo, vetiver, ylang-ylang.

Precauções: para o uso dérmico, é bastante seguro.

PAU-ROSA

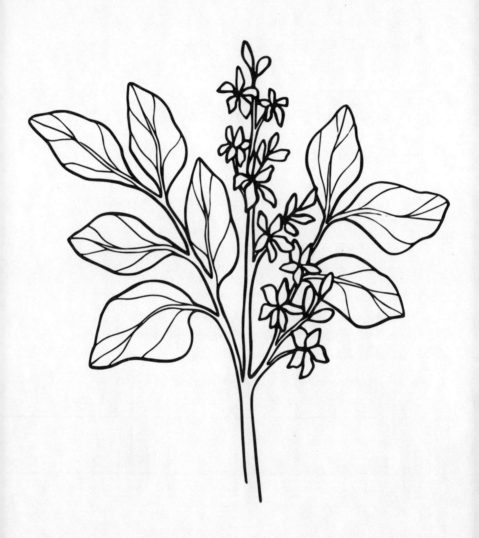

Nome botânico: *Aniba rosodora*.

Forma de extração: destilação das folhas ou das lascas de madeira.

Regiões de origem: Brasil, Peru.

Principais constituintes: linalol, 1,8-cineol, terpineol, geraniol, citronelol, limoneno, pineno.

Odor: doce, floral-amadeirado, levemente apimentado.

Cor e aparência: de incolor a amarelo-pálido.

Propriedades: antiespasmódico, antibacteriano, antifúngico, imunoestimulante, afrodisíaco, antidepressivo, meditativo, sedativo.

Indicações: acne, dermatite, feridas, rugas, pele sensível, resfriados, gripe, febre, infecções, baixa imunidade, ausência de desejo sexual, dor de cabeça, náuseas, depressão, tensão nervosa, estresse.

Sinergias aromáticas: bergamota, eucalipto staigeriana, gerânio, lavanda, limão, litsea cubeba, sálvia-esclareia, tangerina, patchuli, ylang-ylang.

Precauções: é considerado muito seguro. Adulterável com linalol sintético.

PETITGRAIN

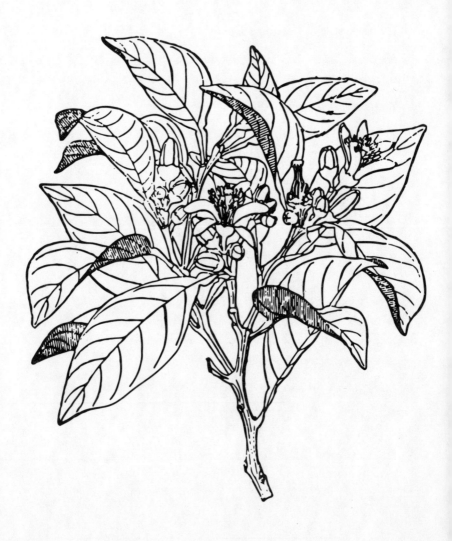

Nome botânico: *Citrus × aurantium* var. *amara*.

Forma de extração: destilação a vapor de folhas e brotos.

Regiões de origem: França, Itália, Argélia, Paraguai, Haiti.

Principais constituintes: acetato de linalila, acetato de geranila, linalol, nerol, terpineol, geraniol, nerolidol, farnesol, limoneno.

Odor: fresco, cítrico, herbáceo, ligeiramente floral e amadeirado.

Cor e aparência: amarelo-pálido.

Propriedades: equilibrante, vitalizante e refrescante no âmbito mental.

Indicações: acne, excesso de transpiração, manchas na pele, pele e cabelos oleosos (sinergia com gerânio), dispepsia, flatulência, distúrbios do sono, exaustão nervosa, depressão, estresse, insônia (sinergia com laranja, imitando o néroli no aroma e na ação ansiolítica).

Sinergias aromáticas: alecrim, bergamota, cardamomo, copaíba, cravo, gengibre, gerânio, jasmim, laranja, lavanda, litsea cubeba, mandarina, néroli, palmarosa, patchuli, pimenta-negra, pimenta-rosa, sálvia-esclareia, tomilho.

Precauções: não há. É considerado muito seguro.

PIMENTA-NEGRA

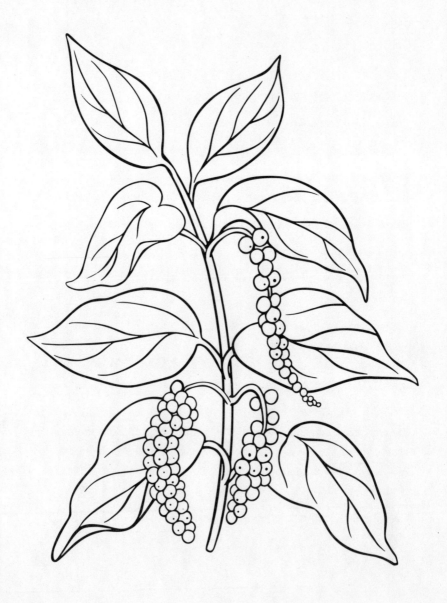

Nome botânico: *Piper nigrum.*

Forma de extração: destilação a vapor das pimentas secas e amassadas ou extração por CO_2.

Regiões de origem: Índia, Indonésia, Madagascar.

Principais constituintes: betacariofileno, limoneno, alfapineno, delta-3-careno, betapineno, sabineno, betabisaboleno, alfacopaeno, betafarneseno, alfacubebeno.

Odor: apimentado, canforado e fresco.

Cor e aparência: líquido móvel que varia de transparente a oliva-pálido.

Propriedades: aperitivo, tônico dos nervos, restaurador.

Indicações: frieiras, anemia, artrite, dores musculares, nevralgia, má circulação, flacidez muscular, dores reumáticas, torções, rigidez, catarro, resfriado, cólica, constipação (sinergia com laranja e manjerona), diarreia, flatulência, azia, perda de apetite, náuseas, infecções, viroses.

Sinergias aromáticas: alecrim, breu-branco, capim-limão, cardamomo, copaíba, cravo, eucalipto globulus, eucalipto staigeriana, funcho-doce, hortelã-pimenta, junípero, lavanda, limão, manjericão, manjerona, olíbano, patchuli, sândalo, ylang-ylang.

Precauções: é sensibilizante de pele caso oxidado.

Também é conhecida como pimenta-preta e pimenta-do-reino.

PIMENTA-ROSA

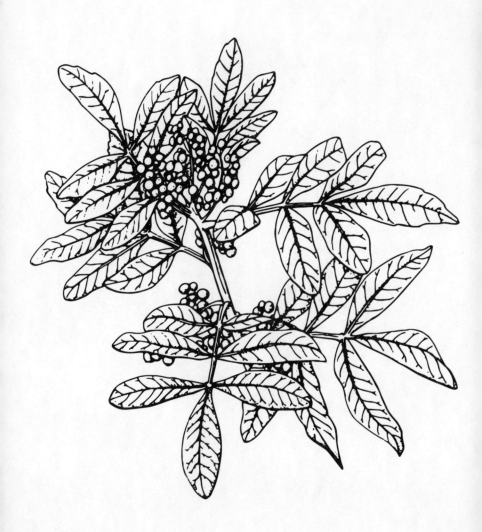

Nome botânico: *Schinus terebinthifolia*.

Forma de extração: hidrodestilação, destilação a vapor ou extração supercrítica dos frutos.

Regiões de origem: América do Sul, sul dos Estados Unidos, sul da Europa.

Principais constituintes: delta-3-careno, limoneno, alfapineno, alfafelandreno, paracimeno, mirceno, betafelandreno, (E)-cariofileno.

Odor: aroma afim ao da pimenta-negra, nuances frutadas e verdes.

Cor e aparência: amarelo-claro.

Propriedades: repelente, estimulante venoso e linfático. Usada pelos Pataxó para cicatrização do útero pós-parto.

Indicações: acne, micose, psoríase, manchas de pele, anemia, artrite, reumatismo, dores musculares, nevralgia, má circulação, pancadas, luxações, bronquite, rinite, sinusite, cólicas, constipação, diarreia, flatulência, gengivite, azia, perda de apetite, náuseas, afecções prostáticas, candidíase, infecções sexualmente transmissíveis e urinárias, resfriado, gripe, febre.

Sinergias aromáticas: alecrim, breu-branco, canela, cipreste, copaíba, cravo, eucalipto staigeriana, funcho-doce, gerânio, grapefruit, junípero, laranja, lavanda, limão, litsea cubeba, mandarina, manjericão, olíbano, palmarosa, pau-rosa, petitgrain, pimenta-negra, rosa, sálvia-esclareia, sândalo, tangerina, tea tree.

Precauções: é sensibilizante de pele caso oxidado.

Também é conhecida como aroeira-vermelha, aroeira-pimenteira, aroeira-mansa. Não confunda com a aroeira-brava (*Lithraea molleoides*), que pode causar reações alérgicas na pele.

ROSA-MARROQUINA

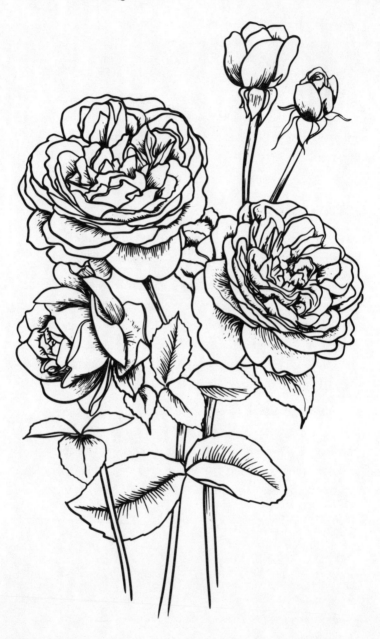

Nome botânico: Rosa × centifolia.

Forma de extração: extração por solvente.

Regiões de origem: França, Bulgária, Turquia, Marrocos, Itália, China.

Principais constituintes: citronelol, geraniol, alcanos, alcenos, nerol, metil-eugenol, nonadecano, etanol, heneicosano, feniletanol, octadecano.

Odor: floral, de rosa, tenaz, doce, delicado.

Cor e aparência: laranja-avermelhado.

Propriedades: aliviador, confortante, apaziguador, regulador (inclusive do apetite), tônico do coração.

Indicações: pele sensível, rugas, eczemas, herpes, palpitação, má circulação, asma, tosse, febre do feno, colecistite, congestão do fígado, náusea, menstruação irregular, leucorreia, menorragia, desordens uterinas, ansiedade, depressão, insônia, impotência sexual, ausência de desejo sexual, dor de cabeça, tensão nervosa, estresse.

Sinergias aromáticas: bergamota, benjoim, camomila, cravo, gerânio, jasmim, lavanda, limão, mirra, néroli, palmarosa, patchuli, sálvia-esclareia, sândalo.

Precauções: pode conter metil-eugenol. Use no máximo 2,5% na pele ou 7 gotas para 10 mL ou 10 g de base. Potencialmente carcinogênico.

SÁLVIA-ESCLAREIA

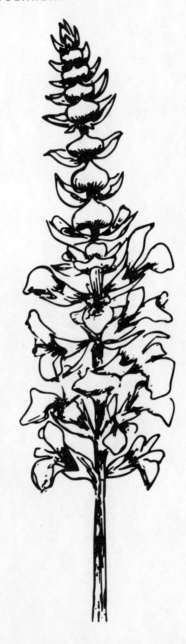

Nome botânico: *Salvia sclarea*.

Forma de extração: destilação a vapor das folhas e do topo das flores.

Regiões de origem: França, Rússia, Marrocos, Inglaterra, Estados Unidos.

Principais constituintes: linalol, acetato de linalila, germacreno-D, betacariofileno, esclareol.

Odor: doce e herbal.

Cor e aparência: líquido incolor ou verde-amarelado.

Propriedades: anticonvulsivante, tônico uterino ideal para parto normal, revitalizante, confortante.

Indicações: acne, furúnculos, caspa, perda de cabelo, pele inflamada, pele e cabelo oleosos, suavização de rugas, pressão alta, dores musculares, asma, infecção de garganta, tosse, cólica, dispepsia, flatulência, amenorreia, dores do parto, dismenorreia, leucorreia, sintomas da menopausa, depressão, ausência de desejo sexual, impotência, dor de cabeça, tensão nervosa, desordens de estresse.

Sinergias aromáticas: alecrim, bergamota, cardamomo, cedro, cipreste, coentro (semente), copaíba, gerânio, funcho--doce, gerânio, jasmim, junípero, lavanda, olíbano, pimenta--rosa, rosa, patchuli, pinho, sândalo.

Precauções: não há. Sem evidências de ser abortivo ou hormonal.

SÂNDALO-AMÍRIS

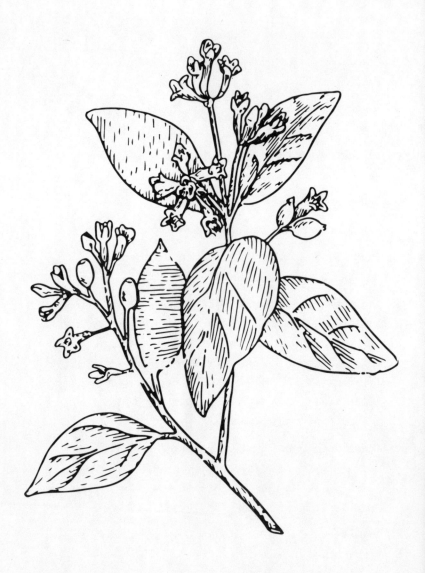

Nome botânico: Amyris balsamifera ou Schimmelia oleifera.

Forma de extração: destilação a vapor da madeira.

Regiões de origem: Estados Unidos, Haiti, República Dominicana, Jamaica, Venezuela.

Principais constituintes: valerianol, alfa, beta e gamaeudesmol, elemol, betassesquifelandreno, alfazingibereno, drimenol, gamacurcumeno.

Odor: adocicado, balsâmico, amadeirado, tenaz.

Cor e aparência: líquido muito viscoso de transparente a amarelo muito pálido.

Propriedades: imunoestimulante, descongestionante linfático e venoso, relaxante, repelente de insetos.

Indicações: limpeza de feridas, eczemas, pele seca, pele inflamada, retenção de líquidos, edemas, recuperação pós-parto, diarreia e gripe.

Sinergias aromáticas: bergamota, breu-branco, canela, cardamomo, cedro, cipreste, copaíba, cravo, funcho-doce, gerânio, junípero, laranja, lavanda, limão, mirra, olíbano, pimenta-negra, pimenta-rosa, rosa, ylang-ylang.

Precauções: não há. É considerado muito seguro.

TANGERINA E MANDARINA

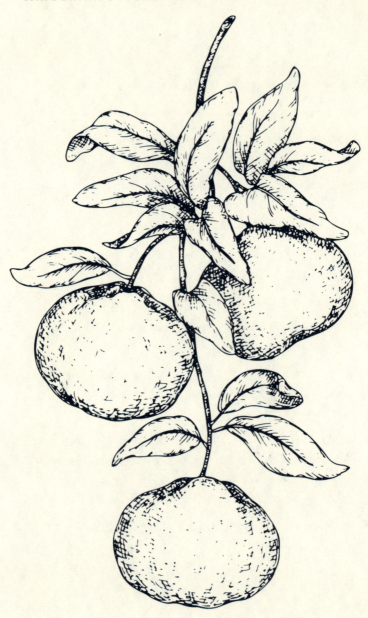

Nome botânico: *Citrus reticulata*.

Forma de extração: espremedura da casca da fruta.

Regiões de origem: mandarina – Itália, Espanha, Argélia, Chipre, Grécia, Brasil; tangerina – Flórida, Califórnia, Guiné.

Principais constituintes: limoneno, gamaterpineno, alfapineno, betapineno, betamirceno, paracimeno, alfatujeno, terpinoleno, bergamotina, bergapteno.

Odor: mandarina – intensamente doce, floral e cítrico; tangerina – fresco, doce, cítrico.

Cor e aparência: líquido móvel amarelo-alaranjado (tangerina e mandarina-vermelha) ou verde-escuro (mandarina).

Propriedades: estimulante linfático, aquecedor, confortante.

Indicações: acne, pele congestionada e oleosa, cicatrizes, espinhas, estrias, celulite, retenção de líquido, combate à obesidade, problemas digestivos, dispepsia, problemas intestinais, insônia, tensão nervosa, cansaço.

Sinergias aromáticas: outros cítricos, cardamomo, cravo, canela, junípero, néroli, noz-moscada, pau-rosa, petitgrain, pimenta-rosa, sândalo, vetiver, ylang-ylang.

Precauções: é sensibilizante de pele caso oxidado.

TEA TREE

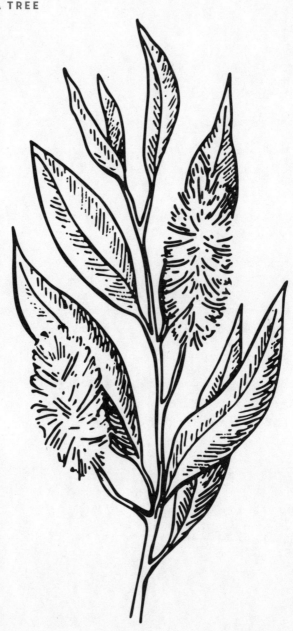

Nome botânico: *Melaleuca alternifolia*.

Forma de extração: destilação a vapor de folhas e galhos.

Regiões de origem: Austrália, Brasil.

Principais constituintes: terpineno-4-ol, 1,8-cineol, alfaterpineno, gamaterpineno, alfaterpineol, terpinoleno, paracimeno, viridiflorol, limoneno, aromadendreno, cadineno.

Odor: medicinal, fresco, poderoso, canforado, pungente, levemente apimentado.

Cor e aparência: líquido móvel muito transparente ou amarelado-esverdeado-claro.

Propriedades: imunoestimulante, estimulante, refrescante.

Indicações: abscessos, acne, pé de atleta, bolhas, queimaduras, catapora, caspa, herpes, picadas de insetos, pele oleosa, assaduras, espinhas, verrugas, feridas infeccionadas, asma, bronquite, catarro, tosse, sinusite, tuberculose, candidíase vaginal, vaginite, resfriados, febre, gripe, doenças infecciosas, cistite, pruridos.

Sinergias aromáticas: alecrim, cipreste, citronela, copaíba, cravo, eucaliptos, gerânio, hortelã-pimenta, lavanda, lavandim, manjericão, manjerona, noz-moscada, pimenta-negra, pimenta-rosa, pinho, sálvia-esclareia, ylang-ylang.

Precauções: pode ser sensibilizante de pele, principalmente se estiver oxidado.

TOMILHO

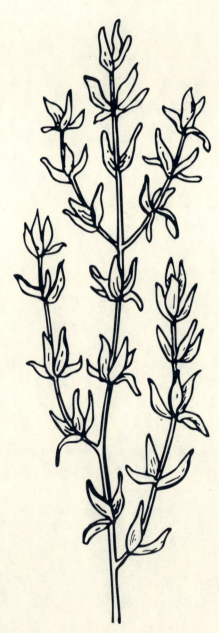

Nome botânico: *Thymus vulgaris*.

Forma de extração: destilação a vapor das folhas e flores do topo.

Regiões de origem: França, Grécia, Espanha, Anatólia, Turquia, Israel, Estados Unidos, Rússia, China, Europa Central, Norte da África.

Principais constituintes: timol, carvacrol, cimeno, terpineno, canfeno, borneol, linalol. Apresenta-se nos quimiotipos timol, carvacrol, tuianol, linalol e limoneno.

Odor: quente, apimentado, herbáceo, penetrante.

Cor e aparência: claro, pálido, amarelado.

Propriedades: estimulante mental, restaurador, refrescante, purificante, antidepressivo, imunoestimulante.

Indicações: abscessos, acne, queimaduras, dermatite, eczema, picadas de insetos, piolhos, artrite, gota, dores musculares, má circulação, edemas, reumatismo, asma, bronquite, catarro, tosse, dor de garganta, laringite, sinusite, amidalite, diarreia, dispepsia, flatulência, resfriados, gripe, cistite, uretrite, dor de cabeça, insônia, estresse, fadiga crônica.

Sinergias aromáticas: bergamota, cipreste, limão, alecrim, lavanda, manjerona, pinho, pimenta-negra.

Precauções: qt. limoneno (não confunda com o tomilho-limão) — máximo de 2,1% na pele ou de 6 gotas para cada 10 mL ou 10 g de base; sensibilizante de pele caso oxidado. Qt. timol e/ou carvacrol — máximo de 1,3% na pele ou de 3 gotas para cada 10 mL ou 10 g de base. Esses três quimiotipos são levemente irritantes de pele e de membranas mucosas. Sem contraindicações para qt. linalol e qt. tuianol.

O óleo essencial de tomilho vermelho advém da primeira destilação e normalmente do qt. timol. Já o óleo essencial de tomilho branco advém da redestilação e retificação e é mais comum comercialmente.

VETIVER

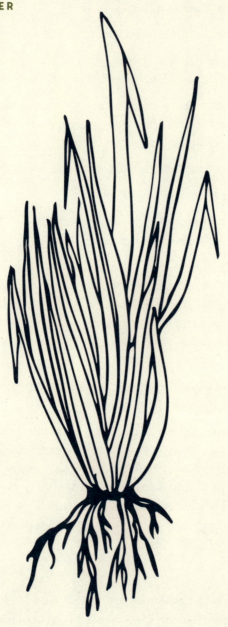

Nome botânico: *Chrysopogon zizanioides* (antigo *Vetiveria zizanioides*)

Forma de extração: destilação a vapor das raízes.

Regiões de origem: Haiti, Indonésia, Índia, Sri Lanka, Malásia.

Principais constituintes: khuzimol (zizanol), vetiselinenenol, alfa e betavetivona, betavetispireno, betavetiveneno, ácido khusenico, betacalacoreno, betasselineno, eremofiladieno, spirovetivadieno.

Odor: terroso, profundo, de fumaça, amadeirado e de fundo adocicado.

Cor e aparência: líquido muito viscoso de cor âmbar, oliva-escuro ou marrom-escuro.

Propriedades: tônico circulatório, repelente de insetos. Diz-se que promove tranquilidade e um relaxamento profundo.

Indicações: acne, pele oleosa, varizes, cansaço nas pernas, artrite, dores musculares, reumatismo, excitação nervosa, exaustão física e mental, depressão, ansiedade, estresse, tensão nervosa, distúrbios do sono.

Sinergias aromáticas: bergamota, canela, cardamomo, copaíba, cravo, gengibre, gerânio, jasmim, lavanda, laranja, limão, litsea cubeba, patchuli, rosa, sândalo, ylang-ylang.

Precauções: não há.

YLANG-YLANG III

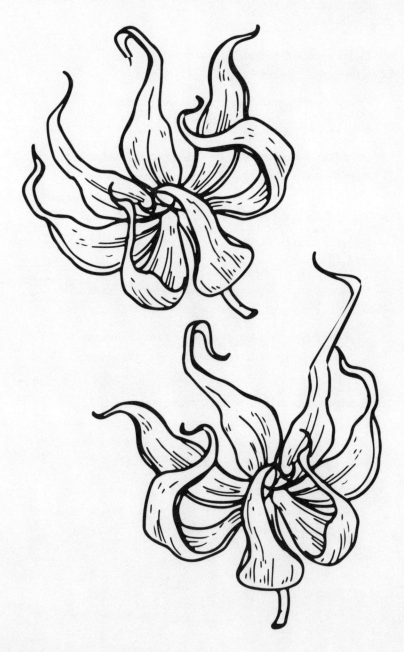

Nome botânico: *Cananga odorata*.

Forma de extração: destilação a vapor das flores, extração supercrítica por CO_2.

Regiões de origem: Madagascar, Malásia, Indonésia, Ilhas Reunião.

Principais constituintes: germacreno-D, betacariofileno, gamacadineno, alfafarneseno, benzoato de benzila, alfacariofileno, linalol, isoeugenol, alfacopaeno, gamamuuroleno, salicilato de benzila, acetato de benzila, acetato de farnesila, p-cresil-metil éter.

Odor: doce, exótico, balsâmico, floral, levemente apimentado, sensual, inebriante, oriental, rico, voluptuoso.

Cor e aparência: líquido que vai de incolor a amarelo-pálido.

Propriedades: poderoso sedativo, calmante, estimulante circulatório, antisseborreico, afrodisíaco.

Indicações: acne, queda de cabelo, cabelo ressecado, picadas de insetos, pele irritada e oleosa, pressão alta, respiração acelerada, taquicardia, palpitação, depressão, ausência de desejo sexual, impotência, insônia, tensão nervosa, estresse, raiva.

Sinergias aromáticas: alecrim, bergamota, copaíba, grapefruit, jasmim, laranja, lavanda, limão, patchuli, tangerina, rosa, vetiver, sândalo.

Precauções: é sensibilizante moderado de pele. Use o máximo de 0,8% ou de 2 gotas para cada 10 mL ou g de base. Evite em crianças abaixo de 2 anos e use com moderação, pois é muito inebriante, podendo provocar dor de cabeça e náusea. Pode ser adulterado com o óleo de cananga, que é extraído das flores da mesma espécie, porém por hidrodestilação, comumente nas regiões norte e ocidental de Java, na Indonésia.

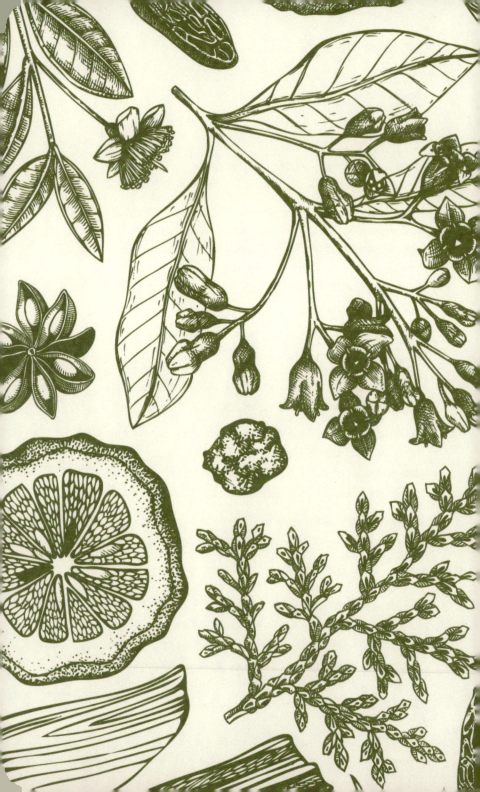

ÓLEOS VEGETAIS

Nas fichas dos óleos vegetais, vale uma observação sobre o item "Forma de extração". Como vimos no início do capítulo, a maioria dos óleos vegetais é extraída por prensagem a frio, mas há também outros métodos, como a extração enzimática, por fluido supercrítico, por centrifugação ou por fluido pressurizado. Em geral a extração precisa ser realizada rapidamente após a colheita para reduzir o processo de degradação, que prejudica a qualidade do óleo vegetal em suas características sensoriais, além de ser necessário garantir boas condições de armazenamento da matéria-prima (Ramadan, 2019). Também, como já mencionado neste livro, é importantíssimo ter certeza da pureza e das características dos óleos – cor, odor, viscosidade.

No mais, as contraindicações são raras – a não ser que a pessoa seja alérgica à planta de origem –, e por isso nas fichas a seguir o item "Precauções" foi suprimido (Ramadan, 2019; Krist, 2020). Foi suprimido também o item "Sinergias aromáticas", pois não se aplica aos óleos vegetais, e em alguns casos foram acrescentadas observações sobre sabor ao item "Odor".

ABACATE

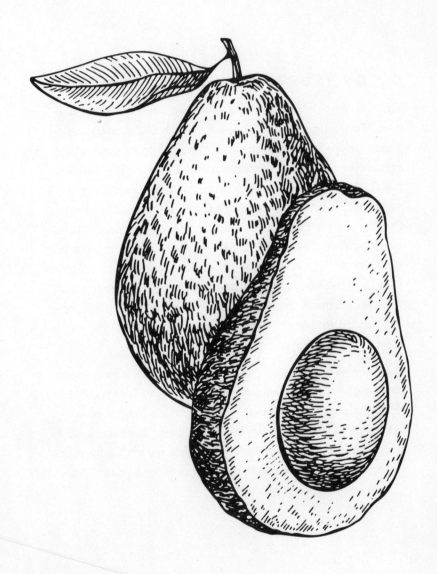

Nome botânico: *Persea americana* ou *Persea gratissima* (avocado).

Forma de extração: prensagem a frio, extração por solventes, por centrifugação, enzimática, por ultrassom, por fluido supercrítico ou por fluido pressurizado da polpa.

Regiões de origem: América do Norte, Chile, Índia, Japão.

Principais constituintes: ácidos oleico (44%-64%), palmítico (15%-30%) e linoleico (13%-17%); minoritários: tocoferol, fitosteróis, carotenoides, compostos fenólicos, vitaminas A, B, D e E, lecitina, esqualeno, biotina.

Odor: típico da fruta (o sabor do óleo também se assemelha ao da fruta); remete a gramado, cogumelo ou manteiga com alguma fumaça.

Cor e aparência: de amarelo-escuro a marrom; esverdeado; verde-intenso.

Propriedades: alta estabilidade ao calor, anti-inflamatório, alta espalhabilidade, hidratante, boa penetração no estrato córneo, proteção solar,[*] regenerador celular, redutor de colesterol. Também melhora a força de tensão da pele e a densidade do colágeno, bem como a absorção de nutrientes.

Indicações: pele seca, danificada e descamando, neurodermatite, eczemas, psoríase, impurezas na pele.

---

[*] Não é recomendado o uso puro desse óleo como protetor solar. Ele deve ser diluído em creme hidratante ou em gel de aloe vera, para uso diário. O mesmo vale para os demais óleos que apresentam a propriedade de proteção solar.

AMÊNDOA DOCE

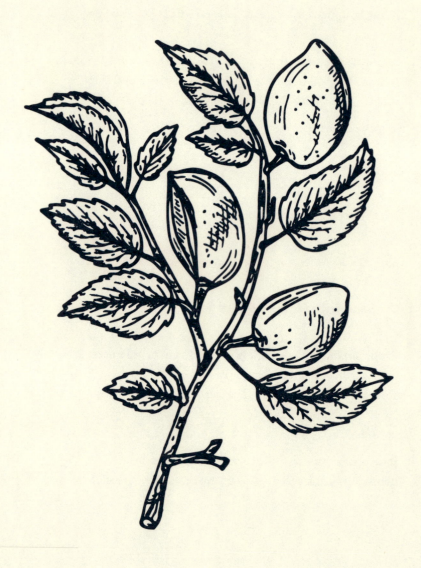

Nome botânico: *Prunus amygdalus* var. *dulcis*.

Forma de extração: prensagem a frio das amêndoas.

Regiões de origem: Califórnia, Espanha.

Principais constituintes: ácidos oleico (66%-77%), linoleico (17%-27%), palmítico (3%-7%); minoritários: tocoferol, esqualeno, glutamina, cálcio, ferro, vitaminas A e B, magnésio, enxofre, sódio, fósforo, potássio, fitosteróis.

Odor: suave odor de noz, arredondado, com um leve toque de baunilha.

Cor e aparência: de transparente a amarelo-pálido.

Propriedades: alta penetração na pele, suavizante e hidratante de pele, antioxidante, anti-inflamatório, proteção solar

Indicações: acne e cravos, estrias, pele seca e descamando, massagem, banho e corpo, furúnculos, pele irritada, assaduras, escaras, oleação e condicionamento capilar, queda de cabelo, dores musculares, má circulação. Pode ser usado como brilho labial, em pomadas e cremes hidratantes.

coco

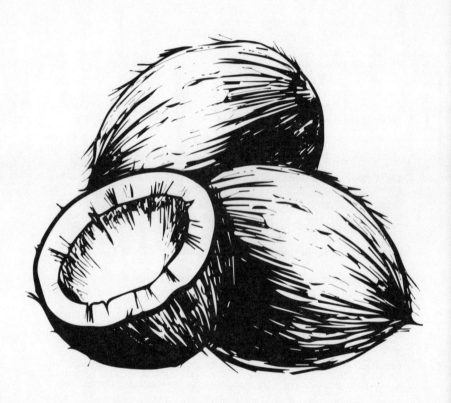

Nome botânico: *Cocos nucifera*.

Forma de extração: prensagem a frio da polpa.

Regiões de origem: Malásia, costa de países tropicais.

Principais constituintes: ácidos láurico (45%-53%), mirístico (15%-20%), palmítico (10%-11%), caprílico (4,6%-10%), cáprico (5%-10%), oleico (5%-10%); minoritários: ácido p-cumárico, ácido ferúlico, ácido cafeico, quercetina, catequinas.

Odor: aroma e sabor típicos da fruta.

Cor e aparência: de branco a amarelado.

Propriedades: refrescante, hidratante, antimicrobial, antiviral, bactericida, imunoestimulante, anti-inflamatório, protetor solar (não use o óleo puro para essa finalidade).

Indicações: como óleo pós-sol e para cabelo e massagem. Também é usado em produtos para banho e cabelo e em cremes corporais.

COPAÍBA BÁLSAMO

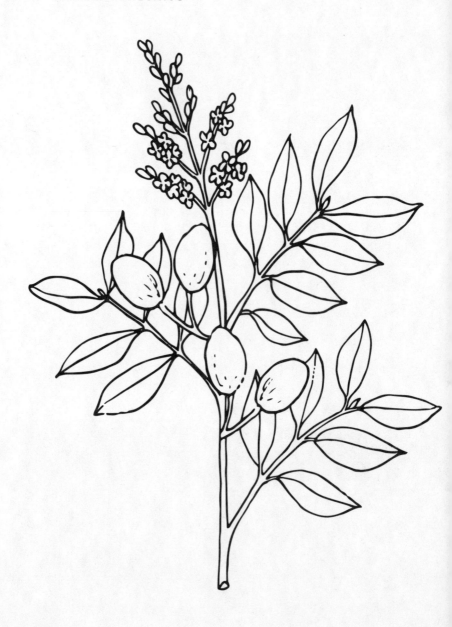

Nome botânico: *Copaifera officinalis*.

Forma de extração: perfuração do tronco.

Regiões de origem: região amazônica, mata atlântica.

Principais constituintes: betacariofileno, betabisaboleno, alfabisabolol, betaelemeno, selineno, alfa-humuleno, alfa e betasselineno, alfacadinol, gamacadineno, colavenol; ácidos hardwíckico, calavênico, copálico, patagônico, copaífero, copaiferólico.

Odor: balsâmico, amadeirado, apimentado, resinoso.

Cor e aparência: de amarelo-ouro a marrom.

Propriedades: afrodisíaco, analgésico, antiasmático, antibacteriano, antifúngico, anti-hemorrágico, anti--inflamatório, anti-leucorreico, antisséptico, antitumoral, antiviral, cicatrizante, diurético, emoliente, expectorante, protetor gástrico, germicida, laxante.

Indicações: acne, dermatite, eczemas, feridas, psoríase, urticária, hemorragias, picada de cobra, cistite, incontinência urinária, feridas no útero, leucorreia, sífilis, bronquite, pneumonia, sinusite, reumatismo, dores musculares, dor de cabeça (Garcia; Yamaguchi, 2012).

GIRASSOL

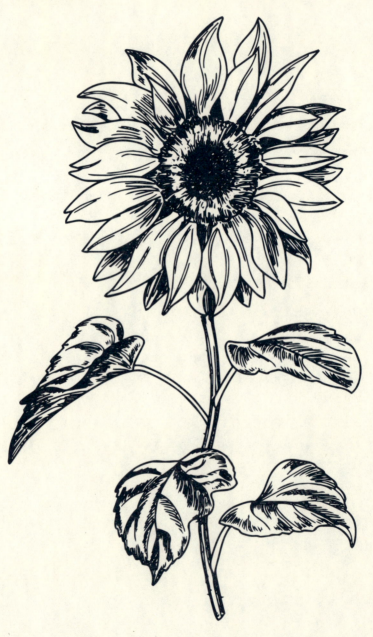

Nome botânico: *Helianthus annuus*.

Forma de extração: prensagem a frio das sementes.

Regiões de origem: Estados Unidos, Itália, Alemanha, França, Rússia, Brasil.

Principais constituintes: ácidos linoleico (49%-76%), oleico (13%-45%), palmítico (4%-8%), esteárico (1,4%-3%); minoritários: tocoferol, esqualeno, fitosteróis, carotenoides.

Odor: odor e sabor suaves, típicos da semente.

Cor e aparência: amarelo-claro.

Propriedades: anti-inflamatório, imunoestimulante, antioxidante, antiulcerante, cicatrizante (Torres *et al.*, 2021).

Indicações: feridas, escaras, lesões de pele, psoríase, reumatismo.

JOJOBA

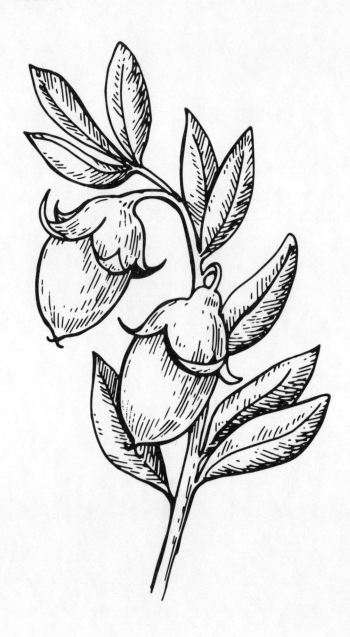

Nome botânico: *Simmondsia chinensis*.

Forma de extração: prensagem a frio das sementes.

Regiões de origem: deserto de Sonora, Califórnia, México.

Principais constituintes: ácidos eicosanoico, cetoleico e oleico, esteróis, tocoferol, pró-vitamina A, aminoácidos, minerais, esqualeno.

Odor: quase ausente; leve sabor de noz.

Cor e aparência: amarelo-dourado.

Propriedades: antiacne, antipsoríase, antimicrobial, antioxidante, antiviral, anti-inflamatório, fungicida. Tem ótima penetração na pele, equilibra a umidade da pele, suaviza e amacia a pele, fortalece o tecido conjuntivo e previne rugas e propicia uma leve proteção solar.

Indicações: queimaduras, queimaduras de sol, pele e cabelos secos, caspa, seborreia no couro cabeludo, pele irritada, rugas, dermatite, acne, psoríase, assaduras, candidíase.

A jojoba, na realidade, não é um óleo, e sim uma cera líquida cuja composição é parecida com a do sebo da nossa pele. Ela é facilmente absorvida, deixando a pele macia e não gordurosa, e se mistura muito bem com os óleos essenciais.

MARACUJÁ

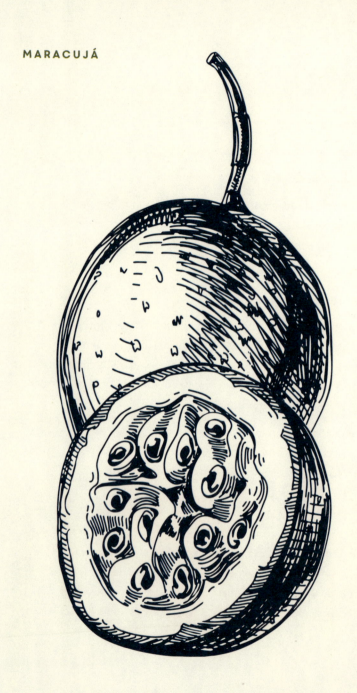

Nome botânico: *Passiflora* spp.

Forma de extração: prensagem a frio, degomagem e filtração das sementes.

Regiões de origem: Brasil, sul dos Estados Unidos, norte do Chile, Argentina, Austrália, Nova Zelândia, China, Camboja, Vietnã.

Principais constituintes: ácidos linoleico (68%-74%), oleico (13%-17%), palmítico (8%-11%), esteárico (2%-3%), alfalinolênico (0,3%-0,4%); fitosteróis, carotenoides, compostos fenólicos, tocoferol.

Odor: aroma e sabor suaves e típicos da fruta.

Cor e aparência: amarelo.

Propriedades: ansiolítico, anti-inflamatório, sedativo, antioxidante, antiespasmódico, neuroprotetor, antidepressivo.

Indicações: ansiedade, depressão, estresse, melasma, rugas, manchas na pele, infecções bacterianas (*Escherichia coli, Salmonella enteritidis, Staphylococcus aureus* e *Bacillus cereus*).

SEMENTE DE UVA

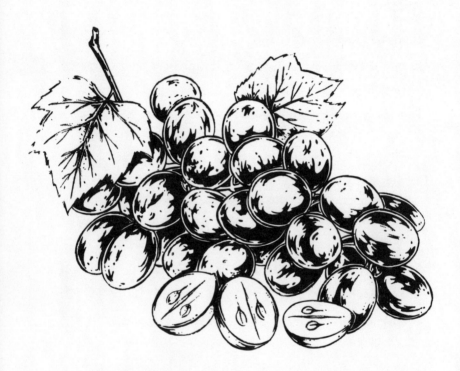

Nome botânico: *Vitis vinifera*.

Forma de extração: prensagem a frio das sementes.

Regiões de origem: Europa, Ásia, Japão, Estados Unidos, Canadá, África do Sul, Austrália, Nova Zelândia, Argentina, Chile, Brasil.

Principais constituintes: ácidos linoleico (46%-74%), oleico (14%-25%), palmítico (7%-9,5%), esteárico (3,3%-5,5%); esteróis, tocoferol, procianidina, lecitina, minerais, resveratrol, polifenóis, fitosterinas, vitamina E e K, glicerídeos de ácido ricinoleico.

Odor: doce, amadeirado, aldeídico, suave; sabor levemente adocicado.

Cor e aparência: de amarelo a amarelo-amarronzado; de amarelo-dourado a esverdeado.

Propriedades: protetor celular, antitumoral, antioxidante, antimutagênico, antimicrobial, adstringente, imunoestimulante, regenerador, hidratante, protetor solar em peles sensíveis. Restaura a elasticidade da pele e apresenta alta espalhabilidade.

Indicações: eczemas, acne, psoríase, pele madura, queda de cabelo, pele oleosa, pele mista, pele manchada, celulite. Também usado em pomadas, como óleo corporal para massagem ou banho e para tratamento capilar.

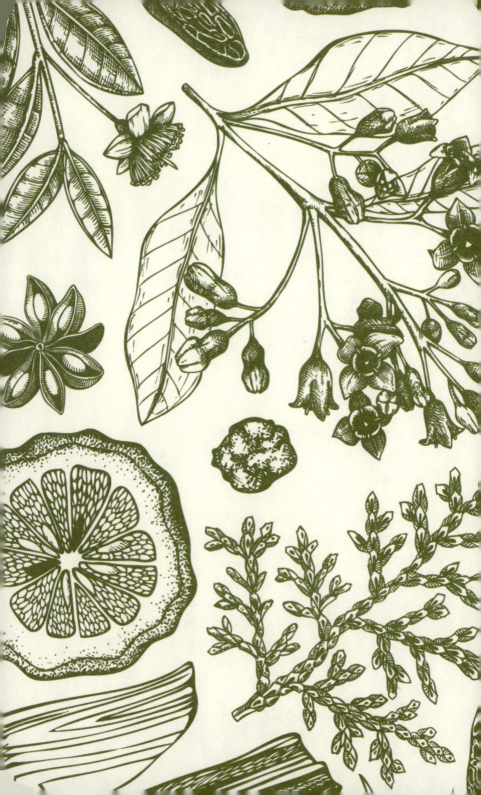

HIDROLATOS

Ao escolher um hidrolato, prefira os nacionais, pois, em razão das distâncias menores para o transporte, eles são mais frescos (e, em razão do frete, os preços também são menores). Sabemos que há diferenças e quimiotipos diferentes entre óleos essenciais de plantas da mesma espécie mas de regiões diferentes; por consequência, há também diferenças entre os hidrolatos. Assim, as características, propriedades e indicações dos hidrolatos nacionais podem ser distintas em relação aos importados. Entretanto, o pH de todos os hidrolatos fichados a seguir corresponde ao pH mencionado na bibliografia consultada (Catty, 2001), um bom indicador de que estão bem alinhados com os hidrolatos vendidos no mercado internacional.

Vale ressaltar que a literatura, as cromatografias e estudos mais específicos sobre propriedades de hidrolatos são escassos mundo afora, e não apenas no Brasil, onde as cromatografias até existem, mas, em geral, as propriedades e indicações acabam acompanhando às dos óleos essenciais correspondentes. Um detalhe interessante dos hidrolatos é sua estabilidade, isto é, a capacidade de se manterem estáveis, íntegros, se expostos à luz e ao calor, ou se postos em contato com o ar, por exemplo. Esse aspecto não segue a mesma lógica dos óleos essenciais correspondentes e, portanto, é um dos itens listados nas fichas.

ALECRIM

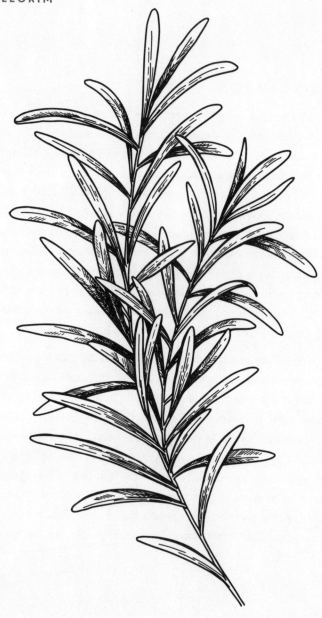

Nome botânico: *Salvia rosmarinus* (antigo *Rosmarinus officinalis*).

pH: 4,6-4,7.

Odor: herbáceo, quase nada canforado, mais parecido com a planta fresca do que o óleo essencial.

Estabilidade: boa – entre 18 e 20 meses para o qt. cânfora e menos para os demais.

Propriedades: antioxidante, estimulante da circulação, emenagogo, estimulante físico e mental, levemente diurético.

Indicações: usado como tônico para pele oleosa e mista, para o couro cabeludo pós-lavagem, para queda de cabelos, cabelos saudáveis e brilhantes, caspa e seborreia. Também indicado para tratar má circulação, artrite, reumatismo e gota (compressas).

Contraindicações: hipertensão e gestação (primeiro trimestre).

CAMOMILA-AZUL

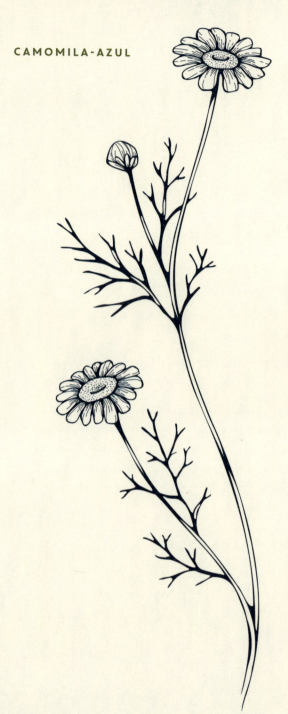

Nome botânico: *Matricaria recutita*.

pH: 4,0-4,1.

Odor: com notas de saída levemente verdes, sabor e aroma de chá de camomila e notas de base frescas e úmidas, pode não agradar a todos os gostos, porém é de grande valor terapêutico.

Estabilidade: muito estável, por um período de pelo menos 14 meses.

Propriedades: anti-inflamatório, antibacteriano, antisséptico, calmante da pele e ansiolítico.

Indicações: queimaduras e bolhas (pode ser misturado com o hidrolato de lavanda), erupções cutâneas, queimadura de sol, coceiras, eczemas, psoríase, veias inflamadas ou inchadas, hemorroidas, varizes e vasinhos e pele sensível, em geral aplicado por compressas. Também usado como pré-tratamento antes da aplicação de algum óleo essencial; para limpeza; puro (por exemplo, para tirar mau odor dos pés); em duchas para questões ginecológicas como candidíase e infecções no trato urinário ou genital; pós-barba ou pós-depilação; para banhos calmantes em crianças agitadas.

GERÂNIO

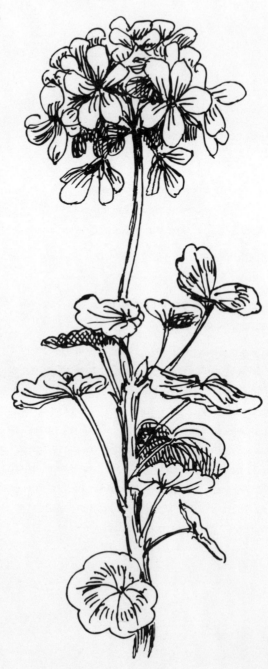

Nome botânico: *Pelargonium graveolens*.

pH: 4,9-5,2.

Odor: floral, fresco, puxando para o aroma de rosas; o da versão nacional é mais verde e meio metálico, muito parecido com o da folha do gerânio (o gerânio dessa espécie, não o gerânio comum de jardim, embora haja alguma semelhança).

Estabilidade: moderada, entre 14 e 16 meses.

Propriedades: equilibrador para todos tipos e condições de pele (oleosa, seca, acneica e sensível), refrescante, hidratante, anti-inflamatório e anti-hemorrágico.

Indicações: cuidados da pele para todas as idades, em loções, máscaras, tônicos, hidratantes, cotovelos e joelhos ressecados em compressas, inclusive em calos; como demaquilante (puro ou com 10% de óleo vegetal prensado a frio, em frasco spray), hidratante para peles muito secas ou danificadas pelo vento (misturando com mel após máscara de argila), queimadura de sol, erupções cutâneas, picadas de insetos, vermelhidão, rosácea (pode ser misturado com hidrolato de camomila), feridas e machucados, pós-barba e pós-depilação.

HORTELÃ-PIMENTA

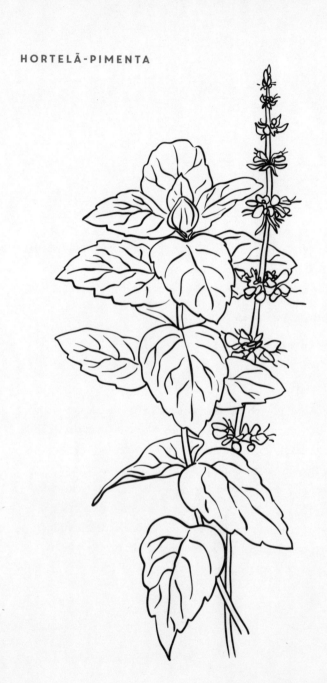

Nome botânico: *Mentha x piperita*.

pH: 6,1-6,3.

Odor: pungente e refrescante, semelhante ao de folhas frescas de hortelã picadas.

Estabilidade: baixa, cerca de 12 meses.

Propriedades: digestivo, anti-inflamatório, antisséptico, estimulante mental e antibacteriano suave.

Indicações: cólicas, inchaço, azia, refluxo, indigestão – em geral não se recomenda a ingestão de hidrolatos, mas nesses casos uma pequena dose é indicada, especialmente para mau hálito e pele acneica, por seu efeito "detox", além de poder ser usado como substituto de açúcar em dietas restritivas. Também é usado para tratar acne (puro na pele), coceira, alergia e queimação na pele e picada de insetos; em duchas ou lavagens genitais para tratar irritação ou coceira tanto em homens quanto em mulheres; para rigidez e dores musculares e torções (alternar compressas quentes e frias); como spray refrescante para acordar (especialmente misturado com hidrolato de alecrim); para refrescar em dias quentes (ou para os calores da menopausa); para amenizar o cansaço; e para ajudar na concentração (acalma e estimula a mente).

Contraindicações: evite em crianças abaixo de 3 anos.

LAVANDA

Nome botânico: *Lavandula angustifolia.*

pH: 4,9-5,2.

Odor: floral, herbáceo, de mel.

Estabilidade: boa, cerca de 2 anos.

Propriedades: regenerador, antibiótico intestinal, refrescante e calmante para o corpo e a mente.

Indicações: para peles frágeis e danificadas e limpeza facial profunda (máscara com aveia). Usado como demaquilante (como o hidrolato de gerânio), hidratante corporal, pré e pós-barba e depilação (para reduzir inflamações). Também empregado para tratar queimaduras de sol, erupções cutâneas, picadas de insetos e coceiras; para evitar danos à pele quando em exposição longa ao sol; para limpar feridas em crianças e adultos; como perfume seguro para crianças; para assaduras e na troca de fralda (sugestão: misturar com 10% a 20% de óleo vegetal de calêndula ou maracujá); para aliviar sintomas da TPM (pode ser misturado com hidrolato de gerânio ou de rosa e usado em compressas abdominais mornas) e da menopausa (pode ser misturado com hidrolato de hortelã para aliviar os calores); para dores musculares causadas por estresse e dores de cabeça (compressas); para reumatismo.

A versão brasileira, *Lavandula dentata*, é bem diferente e canforada, não muito valorizada pela área da perfumaria, mas ainda assim de grande valor para a pele e demais usos que não demandem um efeito relaxante, sendo mais indicada para dores musculares e até questões respiratórias.

TEA TREE

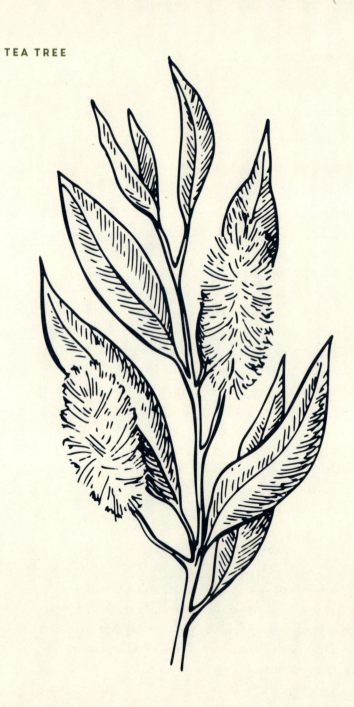

Nome botânico: *Melaleuca alternifolia*.

pH: 3,9-4,1

Odor: desinfetante, medicinal, agudo, acre, porém, como o uso é meramente terapêutico, não chega a incomodar.

Estabilidade: boa, de 14 a 16 meses.

Propriedades: antisséptico, fungicida, antiviral, levemente mucolítico e expectorante.

Indicações: gargarejo em dor de garganta, tosse ou gengivite, duchas em candidíase e infecções no trato geniturinário, cortes, arranhões e machucados, infecções de pele, limpeza antes de tratamento de micose, psoríase. Para infecções respiratórias, misturar com hidrolato de alecrim.

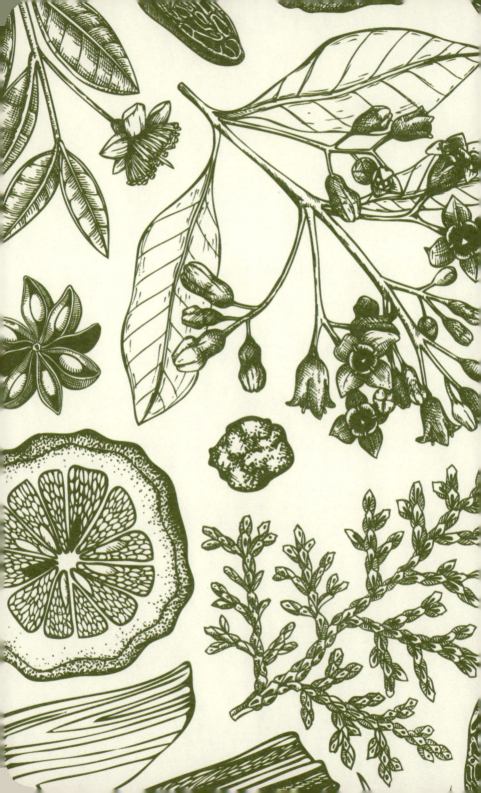

TABELA DE PROPRIEDADES

A tabela a seguir resume as propriedades dos principais óleos essenciais apresentados ao longo deste livro. Você pode utilizá-la para consultas rápidas, mas sem esquecer que é fundamental considerar e atentar também à dosagem e às formas de uso recomendadas.

	Adstringente	Afrodisíaco	Analgésico	Antibiótico	Antidepressivo	Antiespasmódico	Anti-hemorrágico	Anti-infeccioso	Anti-inflamatório	Antimicrobiano	Antinevrálgico	Antioxidante	Antirreumático	Antisséptico	Antissudorífero	Antitóxico	Antiviral	Bactericida	Carminativo	Cefálico	Cicatrizante	Citofilático	Colagogo	Depurativo	Descongestionante	Desodorante
Alecrim	●	●	●		●	●					●			●					●	●			●			
Bergamota			●		●	●								●			●	●	●		●					●
Breu-branco			●					●					●	●							●			●		
Camomila-romana			●			●		●		●				●				●	●		●		●			
Canela	●					●	●		●					●			●		●							
Capim-limão	●		●		●					●				●				●								
Cedro-do-atlas	●	●																								
Cipreste	●					●	●					●	●	●	●											
Citronela		●				●			●					●				●								
Copaíba								●	●					●												
Cravo	●	●	●		●						●	●	●	●			●	●	●							
Eucalipto citriodora		●							●					●			●	●								
Eucalipto globulus		●											●	●			●	●			●				●	●
Eucalipto staigeriana		●	●					●	●					●												
Funcho-doce						●			●	●				●					●					●		
Gerânio	●		●				●	●	●		●			●					●					●		●
Grapefruit	●				●	●								●			●	●						●		
Hortelã-pimenta	●		●			●		●	●	●				●			●		●	●						●
Jasmim	●				●	●								●			●		●							
Junípero	●	●				●						●	●	●		●			●		●			●		
Laranja-doce					●	●		●						●												
Lavanda		●				●			●		●	●	●	●							●	●				
Lavandim														●							●					
Limão-siciliano	●					●	●			●	●		●	●		●			●		●			●		●
Litsea cubeba														●												●
Manjericão					●	●								●							●	●				
Manjerona		●				●						●		●					●	●	●	●				
Olíbano	●								●					●							●		●	●		
Palmarosa														●			●	●			●		●	●		
Patchuli	●	●			●				●	●				●			●	●			●		●	●		●
Pau-rosa			●		●					●				●							●	●				●
Petitgrain						●		●	●					●												●
Pimenta-negra		●	●					●	●					●			●	●	●							
Pimenta-rosa								●	●	●				●			●	●	●							
Rosa	●	●			●	●	●							●					●		●			●		
Sálvia-esclareia	●	●				●								●				●	●		●					●
Sândalo-amíris					●			●						●							●					
Tangerina					●									●							●					
Tea tree								●	●					●			●	●			●					
Tomilho	●	●				●				●		●	●	●		●			●	●	●					
Vetiver		●				●								●											●	
Ylang-ylang		●			●			●																		

334

Digestivo	Diurético	Emenagogo	Estimulante	Estomacal	Expectorante	Febrífugo	Fungicida	Galactagogo	Hepático	Hipertensor	Hipotensivo	Inseticida	Laxativo	Mucolítico	Nervino	Parasiticida	Repelente	Restaurador	Rubefaciente	Sedativo	Sudorífero	Tônico	Vasoconstritor	Vermífugo	Vulnerário	
●	●	●	●						●	●					●		●	●			●	●				Alecrim
●	●		●	●	●						●	●			●		●				●	●		●	●	Bergamota
					●		●					●					●									Breu-branco
●	●	●		●		●			●						●						●	●		●	●	Camomila-romana
●		●	●	●	●										●										●	Canela
						●	●	●							●		●				●	●				Capim-limão
	●					●	●								●	●	●			●	●					Cedro-do-atlas
	●							●													●	●	●			Cipreste
	●	●	●			●	●								●		●					●			●	Citronela
	●						●									●									●	Copaíba
●		●	●	●	●		●									●									●	Cravo
						●	●				●	●				●			●						●	Eucalipto citriodora
●		●			●	●	●					●				●			●					●	●	Eucalipto globulus
					●														●	●					●	Eucalipto staigeriana
●	●	●		●					●						●	●									●	Funcho-doce
●	●						●									●						●		●	●	Gerânio
●	●	●																				●				Grapefruit
●		●	●	●	●	●	●				●				●					●		●		●	●	Hortelã-pimenta
							●	●												●		●				Jasmim
●	●	●	●	●											●	●		●	●	●	●	●			●	Junípero
●			●			●						●			●					●		●				Laranja-doce
●	●	●									●	●			●	●		●	●	●	●	●		●	●	Lavanda
							●																			Lavandim
	●					●					●	●			●					●		●			●	Limão-siciliano
●		●										●								●						Litsea cubeba
●		●		●	●	●		●							●		●				●	●				Manjericão
●	●	●		●		●				●			●		●						●	●		●		Manjerona
●	●	●			●																●			●		Olíbano
					●	●																				Palmarosa
●	●				●	●						●				●				●					●	Patchuli
																						●				Pau-rosa
●		●													●							●				Petitgrain
●	●		●	●	●	●								●					●			●				Pimenta-negra
●							●					●														Pimenta-rosa
					●	●			●			●								●		●				Rosa
●		●	●							●					●					●						Sálvia-esclareia
																				●		●				Sândalo-amíris
●	●													●						●		●				Tangerina
					●		●									●	●						●			Tea tree
●	●	●			●	●										●			●		●	●		●		Tomilho
																				●	●	●		●		Vetiver
									●						●						●	●				Ylang-ylang

335

GLOSSÁRIO

Abscesso: acúmulo de pus.

Adstringente: que aperta os tecidos; secura da pele.

Amenorreia: ausência de períodos menstruais.

Anorexia: inapetência, falta de apetite.

Antiespasmódico: substância que combate contraturas, cãibras e convulsões.

Antifúngico: substância que combate cogumelos ou leveduras parasitas.

Antioxidante: evita a deterioração de um produto por oxidação.

Antisséptico: substância que mata micróbios ou fungos, desinfetante.

Arritmia: falta de ritmo regular, pulsação irregular.

Arteriosclerose: esclerose das artérias.

Astenia: fraqueza, cansaço físico intenso.

Bactericida: que mata bactérias.

Carcinogênico: que provoca o desenvolvimento de câncer.

Carminativo: que alivia flatulência e cólica.

Citofilático: que vivifica as células, tonificando-as e estimulando suas funções biogenéticas.

Colagogo: que promove a secreção da bile.

Colecistite: inflamação da vesícula biliar.

Colite: inflamação do intestino grosso, catarro intestinal, enterite.

Constipação: prisão de ventre ou resfriado, gripe.

Contratura: espasmo, contração persistente e involuntária de um ou mais músculos.

Diaforético: que provoca sudação; sudorífico.

Dismenorreia: menstruação dolorosa.

Dispepsia: má digestão.

Diurético: que ajuda a aumentar a frequência de urina.

Eczema: inflamação da pele.

Emenagogo: que provoca a menstruação.

Emoliente: que amolece a pele.

Escara: crosta proveniente da mortificação de tecidos, produzida por gangrena ou cautério.

Expectorante: remédio para desprender o muco dos pulmões e facilitar a tosse.

Febrífugo: que reduz a febre, antitérmico.

Fotossensibilidade: sensibilidade às radiações luminosas.

Galactagogo: que produz leite.

Gastroenterite: inflamação do estômago e intestino.

Gota: forma dolorosa de artrite causada por cristais de ácido úrico que se depositam nas juntas.

Hematoma: acúmulo de sangue após uma hemorragia dentro dos tecidos.

Hipertensor: que aumenta a pressão sanguínea.

Hipotensor: que baixa a pressão sanguínea.

Hipotireoidismo: atividade insuficiente da tiroide.

Impetigo: infecção das camadas exteriores da pele.

Leucorreia: corrimento mucoso de cor branca oriundo da vagina; flores-brancas.

Mucolítico: que diminui a viscosidade do muco.

Mutagênico: que induz mutações genéticas.

Nervino: relativo aos nervos.

Nevralgia: dor viva que se sente no trajeto dos nervos.

Rubefaciente: que causa vermelhidão.

Sudorífero: que faz suar.

Teratogênese: indutor de malformações fetais.

Toxina: substância produzida por bactérias que perturba funções orgânicas.

Uretrite: inflamação da uretra.

Urticária: erupção cutânea caracterizada pelo aparecimento de manchas vermelhas e prurido intenso.

Vasoconstrição: estreitamento dos vasos sanguíneos.

Vasodilatação: dilatação dos vasos sanguíneos.

Vulnerário: próprio para curar feridas.

ÍNDICES

ÓLEOS ESSENCIAIS

Abeto, 185

Alcaravia, 109

Alecrim, 56, 59, 68-9, 104, 108-12, 117, 129, 133, 155, 158, 160, 163, 166, 171, 177, 187, 190, 192, 205, 213-4, 216-7, 221, 227, 229, 235, 239, 241, 243, 245, 247, 249, 251, 255, 261, 269, 271, 273, 279, 281, 283, 287, 293, 295, 299, 334-5

  qt. alfapineno, 111, 189

  qt. canfeno, 112

  qt. cânfora, 102, 104, 111-2, 189

  qt. cineol, 104, 189

  qt. hissopo, 102

  qt. hissopo, 112

  qt. verbenona, 112, 189

Angélica, 106, 183

Aquileia, 109, 185, 189, 191

Arruda, 106, 109, 185

Artemísia, 102, 109

Bergamota, 59, 69, 81-3, 102, 105-6, 108-10, 117, 133, 169, 171, 186, 205, 214, 218-9, 223, 227, 229, 231, 233, 235, 237, 247, 249, 251, 253, 255, 261, 265, 267, 269, 271, 275, 277, 279, 285, 287, 289, 295, 297, 299, 334-5

Breu-branco, 36, 56, 69, 171, 220-1, 271, 281, 283, 289, 334-5

Benjoim, 56, 59, 69, 79, 171, 182, 225, 231, 251, 263, 285

Camomila-azul, 69, 74, 100, 108, 133, 171, 187, 191, 214

Camomila-romana, 43, 69, 109, 171, 184-5, 195, 222-3, 253, 334-5

Canela, 56, 69, 101, 109-10, 129, 165, 170-1, 177, 182, 185, 253, 257, 261, 271, 283, 289, 291, 297, 334-5

Canela-verdadeira, 224-5

Cânfora branca, 20, 109

Capim-limão, 56, 69, 101, 109, 160, 163, 165, 168, 170-1, 177, 182, 186, 188, 191, 223, 225, 226-7, 253, 255, 261, 263, 265, 271, 273, 281, 334-5

Cardamomo, 36, 56, 69, 104, 110, 129, 171, 221, 227, 229, 231, 245, 249, 253, 279, 281, 287, 289, 291, 297

Cedro-do-atlas, 36, 69, 104, 158, 171, 177, 195, 228-9, 334-5

Cedro-da-virgínia, 108, 171

Cenoura, 56, 185

Cipreste, 56, 69, 104, 108, 158, 163, 171, 183-5, 219, 221, 229-31, 235, 249, 253, 255, 261, 269, 271, 273, 283, 287, 289, 293, 295, 334-5

Citronela, 44, 56, 69, 108-9, 170-1, 182, 217, 221, 232-3, 261, 267, 293, 334-5

Coentro, 56, 185, 219, 287

Copaíba, 44, 56, 69, 104, 108, 158, 166, 171, 184-5, 195, 234-5, 259, 265, 269, 271, 275, 279, 281, 283, 287, 289, 293, 297, 299, 334-5

Cravo, 26, 56, 69, 103, 109-10, 117, 129, 159, 170-1, 177, 182, 221, 236-7, 247, 257, 259, 261, 275, 279, 281, 283, 285, 289, 291, 293, 297, 334-5

Cravo-da-índia, 108

Cúrcuma, 56

Erva-baleeira, 40, 69, 171, 174

Eucalipto citriodora, 69, 109, 158, 171, 221, 238-9, 334-5

Eucalipto globulus, 69, 75, 104, 110, 166, 171, 221, 240-1, 281, 334-5

Eucalipto radiata, 104

Eucalipto staigeriana, 171, 242-3, 277, 281, 283, 334-5

Fragônia, 104, 185,

Funcho-doce, 56, 69, 75, 103, 110, 171, 183, 185, 187, 197, 223, 244-5, 263, 273, 281, 283, 287, 289, 334-5

Gengibre, 56, 68-9, 71-2, 104, 108-9, 171, 177, 184, 187, 195, 227, 253, 279, 297

Gerânio, 56, 69, 77, 108-10, 112, 118, 126, 163, 171, 182, 186, 219, 221, 223, 227, 233, 245-7, 249, 253, 255, 257, 259, 261, 263, 265, 267, 271, 273, 275, 277, 279, 283, 285, 287, 289, 293, 297, 334-5

Gerânio bourbon, 205

Gerânio roseum, 69

Grapefuit, 69, 80, 106, 158, 171, 185, 194, 248-9, 255, 271, 283, 299, 334-5

Hissopo, 109, 160
    qt. linalol, 104
    qt. pinocanfona, 187, 189

Ho leaf, 20, 108
    qt. cânfora, 102, 185, 189
    qt. cineol, 104

Ho wood, 20, 69, 171

Hortelã-pimenta, 43-4, 56, 71-2, 108-9, 118, 129, 163, 166-7, 184, 190, 217, 221, 243, 245, 250-1, 263, 267, 281, 293, 334-5

Hortelã-verde, 182, 223

Immortelle, 69, 77, 102, 108, 163, 171

Jasmim, 56, 61, 69, 108-10, 118, 170-1, 186, 200-1, 213-4, 219, 223, 229, 235, 247, 249, 252, 275, 279, 285, 287, 297, 299, 334-5

Jasmim (absoluto), 75, 77, 78, 182

Jatamansi, 171

Junípero, 36, 56, 69, 75, 108, 117, 171, 183, 185, 219, 221, 229, 231, 235, 247, 249, 254-5, 263, 265, 281, 283, 287, 289, 291, 334-5

Laranja-azeda, 69, 80, 83, 106, 171

Laranja-amarga, 80, 106

Laranja-doce, 80-1, 133, 160, 165, 185, 200, 214, 223, 229, 247, 256-7, 334-5

Lavanda, 27, 39, 44, 56, 59, 69, 77, 100, 102, 108-9, 114-5, 117-8, 133, 142, 155, 160, 163, 172, 177, 184-9, 195, 205, 217, 219, 221, 223, 225, 231, 237, 239, 241, 243, 245, 247, 249, 251, 255, 257-9, 261, 263, 265, 267, 269, 271, 273, 275, 277, 279, 281, 283, 285, 287, 289, 293, 295, 297, 299, 334-5

Lavanda spike, 104, 109-10, 189

Lavandim, 56, 68-9, 108-9, 117, 172, 237, 260-1, 293, 334-5

Lima, 80, 83, 106

Limão, 59, 80-2, 117, 160, 169, 221, 231, 233, 239, 241, 243, 249, 251, 257, 261, 265, 269, 277, 281, 283, 285, 289, 295, 297, 299

Limão-siciliano, 36, 83, 104, 106, 109, 163, 168, 177, 180-1, 183, 188, 229, 247, 262-3

Limão-taiti, 106

Litsea cubeba, 56, 59, 69, 101, 109, 165, 170, 172, 180-2, 191, 263-5, 277, 279, 283, 297, 334-5

Louro, 69, 104, 109, 172, 187

Mandarina, 69, 80, 172, 184-5, 229, 231, 279, 283, 290-1

Manjericão, 36, 56, 108, 110, 129, 217, 221, 247, 249, 259, 266-7, 271, 273, 281, 283, 293, 334-5

Manjericão-brasileiro, 69, 172

Manjericão-cravo, 69, 172, 187

Manjericão-doce, 69, 171, 182

Manjericão-exótico, 187

Manjericão-santo, 105, 182

Manjerona, 56, 64, 69, 102, 104, 108-9, 129, 144, 163, 171, 188, 195, 221, 223, 227, 231, 239, 241, 243, 251, 257, 259, 268-9, 281, 293, 295, 334-5

Mirra, 56, 69, 79, 104, 108, 185, 214, 257, 275, 285, 289

Musgo de carvalho, 108

Narciso, 109

Néroli, 38, 56, 69, 77, 108, 118, 133, 163, 171, 185-6, 195, 200, 201, 213, 219, 223, 229, 235, 247, 249, 253, 257, 263, 271, 273, 275, 279, 285, 291

Niaouli, 105, 108, 163

Noz-moscada, 108, 187, 291, 293

Olíbano, 56, 64, 69, 79, 104, 172, 183, 184-5, 217, 221, 225, 229, 235, 243, 253, 255, 257, 263, 265, 270-1, 273, 275, 281, 283, 287, 289, 334-5

Orégano, 69, 102, 108-9, 171, 183, 185, 187

Palmarosa, 56, 69, 100, 108, 172, 182, 225, 249, 257, 272-3, 279, 283, 285, 334-5

Patchuli, 56, 59, 69, 100, 108, 144, 158, 163, 170-1, 221, 223, 229, 247, 259, 261, 265, 271, 274-5, 277, 279, 281, 285, 287, 297, 299, 334-5

Pau-rosa, 56, 69, 102, 108, 142, 169, 172, 184-5, 186, 195, 223, 243, 253, 275-7, 283, 291, 334-5

Petitgrain, 56, 59, 69, 109, 171, 177, 195, 217, 223, 278-9, 283, 291, 334-5

Pimenta-negra, 104, 108, 163, 183, 221, 229, 245, 247, 257, 271, 279-81, 283, 289, 295, 334-5

Pimenta-rosa, 36, 70, 184, 221, 223, 257, 263, 271, 282-3, 289, 291, 293, 334-5

Pinheiro-da-escócia, 185

Pinho, 70, 104, 108, 172, 184, 217, 231, 241, 259, 271, 273, 287, 293, 295

Poejo, 102, 104, 109, 185, 189

Priprioca, 56, 195, 223

Ravensara, 70, 104, 172

Ravintsara, 20, 70, 172

Rosa, 56, 70-2, 108, 117-8, 133, 172, 186, 200-1, 208, 213, 223, 237, 245, 247, 253, 259, 263, 271, 273, 275, 283, 287, 289, 297, 299, 334-5

Rosa-damascena, 72, 110, 197

Rosa-marroquina, 72, 187, 284-5

Rosalina, 105, 185

Salsa, 56

Sálvia-comum, 102, 110, 160, 185

Sálvia-esclareia, 48, 56, 70, 102, 109, 158, 160, 172, 185-6, 188, 195, 219, 221, 223, 227, 229, 231, 235, 237, 245, 253, 255, 257, 259, 261, 267, 271, 275, 277, 279, 283, 285, 286-7, 293, 334-5

Sândalo, 21, 56, 69, 100, 117, 200, 221, 223, 231, 245, 247, 253, 255, 257, 263, 267, 271, 273, 275, 281, 283, 285, 287, 291, 297, 299

Sândalo-amíris, 69, 100, 108, 172, 195, 288-9, 334-5

Sândalo-indiano, 105, 108, 182

Tanaceto, 102, 109, 189

Tangerina, 59, 69, 172, 185, 223, 225, 229, 247, 253, 271, 277, 283, 290-1, 299, 334-5

Tea tree, 44, 59, 70, 77, 105, 108, 142-3, 158, 163, 166, 172, 182, 184, 191, 196, 205, 269, 283, 292-3, 334-5

qt. cineol, 113

qt. terpineno-4-ol, 105, 113

Tomilho, 56, 72, 101-2, 109, 112-3, 160, 170, 217, 241, 279, 294-5, 334-5
   qt. borneol, 113, 183
   qt. carvacrol, 113, 183, 295
   qt. geraniol, 113
   qt. limoneno, 113, 183, 295
   qt. linalol, 113, 185
   qt. timol, 70, 113, 172, 183, 295
   qt. tuianol, 113, 295

Tomilho-limão, 182

Tuia, 102, 109, 185, 189

Turmérico, 70, 109, 172, 187

Verbena-brasileira, 70, 172

Verbena-índia, 69, 172

Vetiver, 21, 56, 59, 70, 108, 163, 168, 170, 172, 180-1, 195-6, 207, 212, 229, 235, 255, 259, 263, 265, 271, 275, 291, 296-7, 299, 334-5

Ylang-ylang, 36, 56, 70, 73, 108-9, 118, 133, 159-60, 172, 178, 182, 205, 208, 221, 225, 229, 235, 237, 245, 249, 253, 263, 267, 273, 275, 277, 281, 289, 291, 293, 297-9, 334-5

Yuzu, 69, 185

ÓLEOS VEGETAIS

Abacate, 86, 154, 302-3

Açaí, 86

Amêndoas, 26, 86, 149-50, 154, 176, 178

Amêndoa doce, 304-5

Andiroba, 86, 88

Argan, 86, 150

Buriti, 86

Calêndula, 86, 152, 178, 329

Castanha, 86

Chia, 86

Coco, 86, 88, 306-7

Copaíba, 44, 58, 86, 154, 161, 167, 174, 178, 235, 308-9

Damasco, 86

Gergelim, 21, 86

Girassol, 86, 150, 310-11

Jojoba, 86, 150, 176, 178, 200, 312-3

Linhaça, 86, 176

Macadâmia, 86

Mamona, 86, 88

Maracujá, 86, 152, 154, 178, 314-5, 329

Pracaxi, 86, 88, 150

Prímula, 86

Rosa-mosqueta, 86, 150, 176

Rícino, 86, 88

Semente de uva, 86, 154, 316-7

Sucupira, 86, 178

Trigo, 86

HIDROLATOS

Alecrim, 75, 77, 158, 320, 327, 331

Camomila-azul, 142, 322-3

Camomila-romana, 142

Gerânio, 77, 324-5

Hortelã-pimenta, 75, 326-7

Lavanda, 77, 323, 328-9

Pau-rosa, 142

Rosa, 22, 75, 77, 329

Tea tree, 77, 330-1

REFERÊNCIAS

ANTONIASSI, R.; FREITAS, S. C. Tecnologia de alimentos: oleaginosas: composição. **Embrapa**, Brasília, DF, 9 dez. 2021. Disponível em: https://www. embrapa.br/agencia-de-informacao-tecnologica/tematicas/tecnologia-de-alimentos/processos/grupos-de-alimentos/oleaginosas/composicao. Acesso em: 21 jun. 2024.

ARORA, P. *et al*. Importance of heterocyclic chemistry: a review. **International Journal of Pharmaceutical Sciences and Research**, set. 2012. Disponível em: http://ijpsr.com/bft-article/importance-of-heterocyclic-chemistry-a-review/?view=fulltext. Acesso em: 29 nov. 2023.

BADOUX, D. **O grande manual da aromaterapia de Dominique Badoux**. Belo Horizonte: Laszlo, 2018.

BASSO, T. O. **Estudo do óleo essencial da pimenta-rosa**. 2020. Trabalho de conclusão de curso (Formação em Aromaterapia) – Aromaflora, São Paulo, 2020.

BATTAGLIA, S. **The complete guide of aromatherapy**. 2. ed. Brisbane: Perfect Potion, 2004.

BERCÍK, J. *et al*. Review of the potential of consumer neuroscience for aroma marketing and its importance in various segments of services. **Applied Sciences**, v. 11, n. 16, ago. 2021. Disponível em: https://www.mdpi.com/2076-3417/11/16/7636. Acesso em: 29 nov. 2023.

BOWLES, E. **The chemistry of aromatherapeutic oils**. Crows Nest: Allen & Unvwin, 2003.

CALVERT, R. N. **The history of massage**: an illustrated survey from around the world. Rochester: Healing Arts, 2002.

CAPUTO, L. *et al*. Copaiba oil suppresses inflammation in asthmatic lungs of BALB/c mice induced with ovalbumin. **International Immunopharmacology**, 2020. Disponível em: https://pubmed.ncbi.nlm.nih. gov/32007706/. Acesso em: 29 nov. 2023.

ČARNOGURSKÝ, K.; MADZÍK, P.; DIAČIKOVÁ, A. Innovative research solutions in aromachology and aromatherapy. *In*: INTERNATIONAL SCIENTIFIC DAYS CONFERENCE, 2020, Nitra. **Proceedings** [...]. Gödöllő: Szent István University Publishing House, 2020. Disponível em: https://www.researchgate.net/publication/346016587_Innovative_Research_Solutions_in_Aromachology_and_Aromatherapy. Acesso em: 29 nov. 2023.

CARVALHO, L. O.; MILKE, L. T. Importância terapeutica do óleo-resina de copaíba: enfoque para a ação anti-inflamatória e cicatrizante. **Revista Eletrônica de Farmácia**, v. 11, n. 2, p. 12, 2014. Disponível em: https://revistas.ufg.br/REF/article/view/27852. Acesso em: 30 nov. 2023.

CATTY, S. **Hydrosols**: the next aromatherapy. Rochester: Healing Arts, 2001.

CLARKE, S. (ed.). **Essential chemistry for aromatherapy**. [*S. l.*]: Churchill Livingstone, 2008.

CLASSEN, C.; HOWES, D.; SYNOTT, A. **Aroma**: the cultural history of smell. New York: Routledge, 1994.

CONSELHO REGIONAL DE QUÍMICA DA 5ª REGIÃO. A química perfumada. **Conselho Regional de Química da 5ª Região**, Porto Alegre, 5 maio 2002. Disponível em: https://crqv.org.br/index.php?option=com_content&view=article&id=500:a-quimica-perfumada&catid=96&Itemid=2483. Acesso em: 1 ago. 2024.

DAVIS, P. **Aromaterapia**. São Paulo: Martins Fontes, 1996.

DORS, G. **Controle de qualidade de óleos e gorduras vegetais**. Pelotas: LabGrãos, 2022. Disponível em: https://labgraos.com.br/manager/uploads/arquivo/qualidade-de-oleos-e-gorduras---profa-giniani-dors.pdf. Acesso em: 29 nov. 2023.

DUGO, G.; DI GIACOMO, A. **Citrus**: the genus citrus. London: Taylor & Francis, 2002.

FARRER-HALLS, G. **Meditations and rituals using aromatherapy oils**. New York: Sterling, 2001.

FARRER-HALLS, G. **O guia completo de óleos essenciais**. São Paulo: Pensamento, 2018.

FENNEL oil. **PubChem**, Rockville, 2024. Disponível em: https://pubchem.ncbi.nlm.nih.gov/compound/Fennel-oil. Acesso em: 30 nov. 2023.

FIORAVANTI, K. **The art, science and business of aromatherapy**. Nashville: Selah, 2015.

FUNG, T. K. H. *et al.* Therapeutic effect and mechanisms of essential oils in mood disorders: interaction between the nervous and respiratory systems. **International Journal of Molecular Sciences**, v. 22, n. 9, maio 2021. Disponível em: https://www.ncbi.nlm.nih.gov/pmc/articles/PMC8125361/. Acesso em: 29 nov. 2023.

GAD, H. A. *et al.* Jojoba oil: an updated comprehensive review on chemistry, pharmaceutical uses, and toxicity. **Polymers**, v. 13, n. 11, maio 2021. Disponível em: https://www.mdpi.com/2073-4360/13/11/1711/htm#B6-polymers-13-01711. Acesso em: 29 nov. 2023.

GARCIA, R. F.; YAMAGUCHI, M. H. Óleo de copaíba e suas propriedades medicinais: revisão bibliográfica. **Revista Saúde e Pesquisa**, v. 5, n. 1, p. 137-146, jan./abr. 2012.

GATTEFOSSÉ, R. M. **Gattefossé's aromatherapy**. Essex: CW Daniel, 1993.

GOMEZ, J.; PICKUP, S. **Cribiform plate fractures**. Treasure Island: StatPearls Publishing, 2023. Disponível em: https://www.ncbi.nlm.nih.gov/books/NBK562192/. Acesso em: 29 nov. 2023.

HAAIJE DE BOER, A.; HAGEDOORN, P.; GRASMEIJER, F. Dry powder inhalation, part 1: ancient history and precursors to modern dry powder inhaler. **Expert Opinion on Drug Delivery**, v. 19, n. 9, ago. 2022. Disponível em: https://www.tandfonline.com/doi/full/10.1080/17425247.2022.2112568. Acesso em: 29 nov. 2023.

HARRISSON, J. **Aromatherapy**: therapeutic use of essential oils for esthetics. Clifton Park: Cengage Learning, 2008.

HARRISSON, J. **Easy essential oil chemistry**: unlock the healing potential of essential oils. Old Saybrook: Flower of Life, 2018.

HOZZEL, M. **Ensaios sobre aromaterapia holística**. Belo Horizonte: Laszlo, 2019.

JORGE, A. T. S. *et al.* Schinus terebinthifolius Raddi extract and linoleic acid from *Passiflora edulis* synergistically decrease melanin synthesis in B16 cells and reconstituted epidermis. **International Journal of Cosmetic Science**, v. 34, n. 5, out. 2012. Disponível em: https://pubmed.ncbi.nlm.nih.gov/22738140/. Acesso em: 29 nov. 2023.

KRIST, S. **Vegetable fats and oils**. Cham: Springer, 2020.

KYNES, S. **Livro completo dos óleos essenciais**: como combiná-los, difundi-los, criar remédios e usá-los na vida. São Paulo: Pensamento, 2021.

LAVABRE, M. **Aromaterapia**: a cura pelos óleos essenciais. Rio de Janeiro: Record: Nova Era, 1995.

LAWLESS, J. **The illustrated encyclopedia of essential oils**. Shaftesbury: Element, 1995.

L'HISTOIRE INÉDITE de René-Maurice Gattefossé | Gattefossé. Apresentado por Sophie Gattefossé-Moyrand e Ségolène Moyrand-Gros. [*S. l.: s. n.*], 2020. 1 vídeo (23 min). Publicado pelo canal Gatefossé. Disponível em: https://www.youtube.com/watch?v=TbHVJ0circC8&t=1396s. Acesso em: 29 nov. 2023.

LIMA, E. M. *et al.* Essential oil from the resin of protium heptaphyllum: chemical composition, cytotoxicity, antimicrobial activity, and antimutagenicity. **Pharmacognosy Magazine**, v. 12, p. 42-46, jan. 2016. Disponível em: https://www.ncbi.nlm.nih.gov/pmc/articles/PMC4791998/. Acesso em: 30 nov. 2023.

LIS-BALCHIN, M. **Aromatherapy science**: a guide for healthcare professionals. London: Pharmaceutical Press, 2006.

MALNIC, B. **O cheiro das coisas**. Rio de Janeiro: Vieira & Lens, 2008.

MANNICHE, L. **Sacred luxuries**: fragrance, aromatherapy & cosmetics in Ancient Egypt. London: Opus, 1999.

MARGARIDA, Palmira. A fixação do perfume natural revela nossas emoções. **Medium**, [*s. l.*], 11 abr. 2018. Disponível em: https://medium.com/@palmiramargarida/a-fixação-do-perfume-natural-revela-nossas-emoções-85cdcfa75bd1. Acesso em: 30 nov. 2023.

MARTINS, A. P. *et al.* Requisitos de qualidade em óleos essenciais: a importância das monografias da Farmacopeia Europeia e das normas ISO. **Revista de Fitoterapia**, v. 11, n. 2, p. 133-145, 2011. Disponível em: https://repositorio.lneg.pt/bitstream/10400.9/1554/1/Nogueira_RDF_2011.pdf. Acesso em: 30 nov. 2023.

MAURY, M. **Marguerite Maury guide to aromatherapy**: the secret of life and youth. Essex: CW Daniel, 1995.

MAZZUCO, H. Ácidos graxos. **Embrapa**, Brasília, DF, 9 dez. 2021. Disponível em: https://www.embrapa.br/agencia-de-informacao-tecnologica/criacoes/frango-de-corte/pre-producao/fabrica-de-racoes/nutrientes/acidos-graxos. Acesso em: 21 jun. 2024.

MINISTÉRIO DA SAÚDE. Agência Nacional de Vigilância Sanitária (Anvisa). **Resolução – RDC nº 3, de 18 de janeiro de 2012**. Aprova o Regulamento Técnico "Listas de substâncias que os produtos de higiene pessoal, cosméticos e perfumes não devem conter exceto nas condições e com as restrições estabelecidas" e dá outras providências. Brasília, DF: Anvisa, 2012. Disponível em: https://bvsms.saude.gov.br/bvs/saudelegis/anvisa/2012/rdc0003_18_01_2012.pdf. Acesso em: 29 nov. 2023.

MINISTÉRIO DA SAÚDE. Agência Nacional de Vigilância Sanitária (Anvisa). Diretoria Colegiada. **Instrução Normativa – IN nº 87, de 15 de março de 2021.** Estabelece a lista de espécies vegetais autorizadas, as designações, a composição de ácidos graxos e os valores máximos de acidez e de índice de peróxidos para óleos e gorduras vegetais. Brasília, DF: Anvisa, 2021. Disponível em: https://www.in.gov.br/en/web/dou/-/instrucao-normativa-in-n-87-de-15-de-marco-de-2021-309008143. Acesso em: 30 nov. 2023.

MOJAY, G. **Aromatherapy for healing the spirit.** London: Gaia, 2000.

NAKASATO, A. A. Distúrbios da olfação. **Fundação Otorrinolaringologia,** São Paulo, 2005. Disponível em: https://forl.org.br/wp-content/uploads/2023/04/seminario_58.pdf. Acesso em: 30 nov. 2023.

NATH, S. S.; PANDEY, C.; ROY, D. A near fatal case of high dose peppermint oil ingestion: lessons learnt. **Indian Journal of Anaesthesia,** v. 56, n. 6, p. 582-584, nov.-dez. 2012. Disponível em: https://www.ncbi.nlm.nih.gov/pmc/articles/PMC3546250/#ref3. Acesso em: 30 nov. 2023.

O FUTURO do sândalo-indiano na Austrália. **Casa Máy,** Curitiba, 24 ago. 2021. Disponível: https://casamay.com.br/2021/08/24/o-futuro-do-sandalo-indiano-na-australia/. Acesso em: 29 nov. 2023.

OLIVEIRA, M. S.; SILVA, S.; COSTA, W. A. **Essential oils:** bioactive compounds, new perspectives and applications. London: IntechOpen, 2020.

PIERI, F. A.; MUSSI, M. C.; MOREIRA, M. A. S. Óleo de copaíba (Copaifera sp.): histórico, extração, aplicações industriais e propriedades medicinais. **Revista Brasileira de Plantas Medicinais,** v. 11, n. 4, p. 465-472, 2009. Disponível em: https://www.scielo.br/j/rbpm/a/54wyKL9fqFpDcfSpshDVv5G/. Acesso em: 30 nov. 2023.

PIESSE, G. W. S. **A arte da perfumaria.** São Paulo: Scortecci, 2012.

PRICE, S. **Aromaterapia e as emoções.** Rio de Janeiro: Bertrand Brasil, 2001.

PRICE, S.; PRICE, L. (ed.). **Aromatherapy for health professionals.** [S. l.]: Churchill Livingstone, 2012.

RAJMOHAN, V.; MOHANDAS, E. The limbic system. **Indian Journal of Psychiatry,** v. 49, n. 2, p. 132-139, abr.-jun. 2007. Disponível em: https://www.ncbi.nlm.nih.gov/pmc/articles/PMC2917081/. Acesso em: 30 nov. 2023.

RAMADAN, M. F. **Fruit oils:** chemistry and functionality. Cham: Springer, 2019.

RHIND, J. P. **Fragrance and wellbeing:** plant aromatics and their influence on the psyche. London: Singing Dragon, 2013.

RIBEIRO, P. M. R. C.; SANTOS, N. P. O olfato como objeto de história: a estética dos cheiros. *In*: SEMINÁRIO NACIONAL DE HISTÓRIA DA CIÊNCIA E DA TECNOLOGIA, 16., 2018, Campina Grande. **Anais [...]**. Campina Grande: UFCG: UEPB, 2018. Disponível em: https://www.16snhct.sbhc.org.br/resources/anais/8/1545175831_ARQUIVO_TrabalhoPalmiraeNadja-rev.pdf. Acesso em: 30 nov. 2023.

ROSE, J. **O livro da aromaterapia**. Rio de Janeiro: Campus, 1992.

RUSSO, E. B. The case for the entourage effect and conventional breeding of clinical cannabis: no "strain," no gain. **Frontiers in Plant Science**, jan. 2019. Disponível em: https://www.ncbi.nlm.nih.gov/pmc/articles/PMC6334252/. Acesso em: 30 nov. 2023.

SANDES, S. S. *et al*. Estruturas secretoras foliares em patchouli [Pogostemon cablin (Blanco) Benth.] **Scientia Plena**, v. 8, n. 5, maio 2012. Disponível em: https://scientiaplena.emnuvens.com.br/sp/article/download/448/487. Acesso em: 30 nov. 2023.

SATYAL, P. *et al*. Chemotypic characterization and biological activity of Rosmarinus officinalis. **Foods**, v. 6, n. 3, 5 mar. 2017. Disponível em: https://www.ncbi.nlm.nih.gov/pmc/articles/PMC5368539/. Acesso em: 29 nov. 2023.

SCHNAUBELT, K. **Advanced aromatherapy**: the science of essential oil therapy. Rochester: Healing Arts, 1998.

SCHNAUBELT, K. **Medical aromatherapy**. Berkeley: Frog, 1999.

SCHNAULBELT, K. **The healing intelligence of essential oils**: the science of advanced aromatherapy. Rochester: Healing Arts, 2011.

SCI WASHING na aromaterapia. **Casa Máy**, Curitiba, 22 mar. 2023. Disponível em: https://casamay.com.br/2021/03/22/sci-washing-na-aromaterapia/. Acesso em: 29 nov. 2023.

SILVA, E. R. *et al*. Essential oils of Protium spp. samples from Amazonian popular markets: chemical composition, physicochemical parameters and antimicrobial activity. **Journal of Essential Oil Research**, v. 25, n. 3, p. 171-178, 2012. Disponível em: https://www.tandfonline.com/doi/abs/10.1080/10412905.2012.751055. Acesso em: 29 nov. 2023.

STEFFENS, A. H. **Estudo da composição química dos óleos essenciais obtidos por destilação por arraste a vapor em escala laboratorial e industrial**. 2010. Dissertação (Mestrado em Engenharia e Tecnologia de Materiais) – Faculdade de Engenharia, Faculdade de Física, Faculdade de Química, Pontifícia Universidade Católica do Rio Grande do Sul, Porto Alegre, 2010. Disponível em: https://tede2.pucrs.br/tede2/bitstream/tede/3155/1/423851.pdf. Acesso em: 29 nov. 2023.

SÜSKIND, P. **O perfume**: a história de um assassino. Rio de Janeiro: Record, 1995.

TAN, L. T. H. *et al*. Traditional uses, phytochemistry, and bioactivities of *Cananga odorata* (ylang-ylang). **Evidence-Based Complementary and Alternative Medicine**, 2015. Disponível em: https://www.ncbi.nlm.nih.gov/pmc/articles/PMC4534619/. Acesso em: 30 nov. 2023.

TISSERAND INSTITUTE. *Cinnamomum Camphora*: it's many names and chemotypes. [S. l.], 18 fev. 2017. Disponível em: https://tisserandinstitute.org/learn-more/cinnamomum-camphora/. Acesso em: 30 nov. 2023.

TISSERAND, H. **Tea tree oxidation and safety**. [S. l.], 18 fev. 2017. Disponível em: https://tisserandinstitute.org/learn-more/tea-tree-oxidation-safety/. Acesso em: 30 nov. 2023.

TISSERAND, R. **A arte da aromaterapia**. São Paulo: Roca, 1993.

TISSERAND, R. **Aromaterapia para todos**. Belo Horizonte: Laszlo, 2017.

TISSERAND, R. **Essential oils and hypertension**: is there a problem? [S. l.], 2010. Disponível em: https://roberttisserand.com/wp-content/uploads/2016/01/Essentialoilsandhypertension.pdf. Acesso em: 30 nov. 2023.

TISSERAND, R. Is clary sage oil estrogenic? **Robert Tisserand**, 25 abr. 2010. Disponível em: https://roberttisserand.com/2010/04/is-clary-sage-oil-estrogenic/. Acesso em: 30 nov. 2023.

TISSERAND, R.; YOUNG, R. **Essential oil safety**: a guide for health care professionals. [S. l.]: Churchill Livingstone, 2014.

TORRES, S. B. *et al*. Óleo de girassol (*Helianthus annus L.*) como cicatrizante de feridas em idosos diabéticos. **Brazilian Journal of Health Review**, v. 4, n. 2, jul. 2021. Disponível em: https://ojs.brazilianjournals.com.br/ojs/index.php/BJHR/article/view/25858. Acesso em: 30 nov. 2023.

WATSON, F. **Aromatherapy, blends and remedies**: over 800 recipes for everyday use. London: Thorsons, 1995.

WEIL, A. **Breathing exercises**: 4-7-8 breath. 2001. (Vídeo.) Disponível em: https://www.drweil.com/videos-features/videos/breathing-exercises-4-7-8-breath/. Acesso em: 30 nov. 2023.

WHY ARE tulsi leaves offered to Shri Vishnu? **Sanatan Sanstha**, [s. l.], 2020. Disponível em: https://www.sanatan.org/en/a/108754.html. Acesso em: 30 nov. 2023.

WILSON, R. **Aromatherapy**: essential oils for vibrant health and beauty. New York: Avery, 2002.

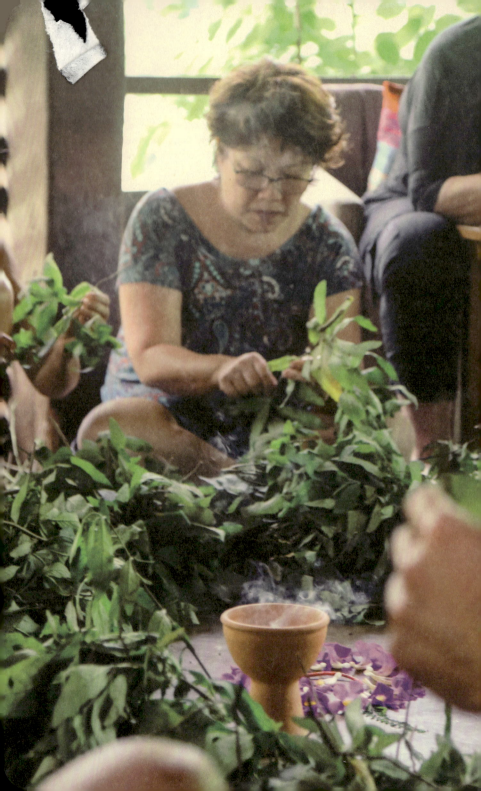